Vladimir N. Malzev

Niestabilność i samoorganizacja systemu komórek nowotworowych

Vladimir N. Malzev

Niestabilność i samoorganizacja systemu komórek nowotworowych

Część ogólna

Wydawnictwo Bezkresy Wiedzy

Imprint
Any brand names and product names mentioned in this book are subject to trademark, brand or patent protection and are trademarks or registered trademarks of their respective holders. The use of brand names, product names, common names, trade names, product descriptions etc. even without a particular marking in this work is in no way to be construed to mean that such names may be regarded as unrestricted in respect of trademark and brand protection legislation and could thus be used by anyone.

Cover image: www.ingimage.com

Publisher:
Wydawnictwo Bezkresy Wiedzy
is a trademark of
International Book Market Service Ltd., member of OmniScriptum Publishing Group
17 Meldrum Street, Beau Bassin 71504, Mauritius

Printed at: see last page
ISBN: 978-620-2-44637-2

Contents

Przedmowa

Po pierwsze, należy wspomnieć, kto nie powinien czytać tej książki. Nie powinieneś czytać tej książki, jeśli masz nadzieję na łatwą lekturę. Autor starał się maksymalnie uprościć czytanie i uczynić je jak najbardziej zrozumiałym, ale sam problem nowotworu jest zbyt skomplikowany i rozległy, aby można go było przedstawić jako łatwy do odczytania. Autor musiał zająć się bardzo różnymi dziedzinami wiedzy: teorią ewolucji, synergetyką, morfologią i fizjologią komórek nowotworowych i normalnych, historią nauki, genetyki i epigenetyki. Czytelnik powinien więc być gotowy do zrozumienia terminologii tych dyscyplin, a jeśli nie jest w stanie tego uczynić, do sięgnięcia do odpowiedniej literatury w celu uzyskania wyjaśnień.

Mimo pozornej abstrakcyjności na początku, na końcu książki autor dochodzi do bardzo konkretnych wniosków. Książka została napisana przez praktykującego lekarza, który opowiada się za tym, że nie ma nic bardziej praktycznego niż dobra teoria. Tak więc, z jego punktu widzenia, dobra teoria musi kończyć się konkretnymi zaleceniami praktycznymi: Jak zdiagnozować na czas, jak i jakimi środkami leczyć, jak monitorować proces leczenia....

Ta książka została napisana z myślą o ciekawskich ludziach gotowych poświęcić się, aby zaspokoić ich ciekawość, poświęcić swój czas i wysiłek intelektualny. Ponadto, filozoficzny sposób myślenia jest również pomocny dla czytelnika. Jeśli ty, drogi czytelniku, jesteś na to gotowy, zacznijmy.

"Wiedza o pewnych zasadach łatwo dostarcza wiedzy o pewnych faktach."

René Descartes

Wprowadzenie

Jeśli czytelnik badający dyscypliny biologiczne zechce natychmiast wiedzieć do jakich praktycznych wniosków autor precyzyjnie doszedł i jak dokładnie sugeruje diagnozowanie i leczenie raka, może o tym natychmiast przeczytać w rozdziale "Praktyczne zastosowanie". Jednak w tym przypadku podejmuje ryzyko, że nie zrozumie, co przeczytał, ponieważ zrozumienie wymaga pewnego przygotowania: wiedzy z takich dyscyplin jak ogólna teoria systemów, synergia, fizyka, historia nauki. Inna grupa czytelników badająca te nauki również podejmuje ryzyko niezrozumienia tej kwestii, ponieważ nie posiadają oni odpowiedniej wiedzy w dziedzinie dyscyplin biologicznych i medycyny. Przedstawiona materia jest interfejsem pomiędzy tymi dwoma trendami naukowymi. Tak więc, aby w pełni zrozumieć sprawę, konieczne jest przeczytanie całego tekstu.

W trakcie lektury autor przedstawia hipotezę powstawania i rozwoju nowotworów, hipotezę cyklu nowotworowego o praktycznym znaczeniu, jeśli zostanie zweryfikowana. Oznacza to, że udziela się odpowiedzi na pytanie o naturę nowotworu, po czym staje się jasne, czym jest kancerogeneza, co należy uznać za prawdziwy znacznik nowotworu, na jakim poziomie kancerogenezy powstaje ten znacznik nowotworu, w jaki sposób, w jakiej kolejności i jakie dokładnie środki medyczne należy podjąć, jak monitorować skuteczność tych środków, kiedy i z jakiego powodu pacjent na co pacjenta należy uznać za wyleczonego z raka.

Oczywiście wszystko to staje się możliwe po zweryfikowaniu danej hipotezy. Następnie nabywa status teorii, tzn. ma moc przewidywania. Autor jest dość surowy w odniesieniu do własnego produktu intelektualnego, a to daje mu prawo do bycia sceptycznym wobec nowoczesnych teorii nowotworów, takich jak teoria mutacji czy teoria wirusów. Teorie te nie mogą być nazywane "teoriami", ponieważ praktycznie nie mają one mocy przewidywania. W najlepszym przypadku mogą oni powoływać się na tytuł pewnego czynnika etycznego. Nie ujawniają one natury nowotworowej i mechanizmu generowania modyfikacji, a praktycznie nic nie dają lekarzowi.

Obecnie wnioski autora mają charakter spekulacyjny - tylko chwilowo, jak ma nadzieję - gdyż ma do czynienia z wiarygodnym założeniem naukowym, hipotezą. Niemniej jednak, w sensie praktycznym, hipoteza ta może okazać się bardziej owocna niż wspomniane wyżej "teorie".

Zadanie polegające na rozwiązaniu problemu nowotworu: dane, metody rozwiązania, wcześniejsze doświadczenia, weryfikacja poprawności rozwiązania:

Przed przygotowaniem jakiegokolwiek posiłku musimy znać jego recepturę, tj. wiedzieć, które produkty wziąć, jakiej ilości, w jakiej kolejności i jakie procedury dokładnie stosujemy do tych produktów. Ponadto wolimy mieć doświadczenie ludzi, którzy wcześniej przygotowywali ten posiłek. I oczywiście, po przygotowaniu tego posiłku, staramy się sprawdzić, w jakim stopniu nam się to udało.

Inna analogia może być również zastosowana. Do rozwiązania zadania matematycznego wymagane są dane, metoda rozwiązania i doświadczenie w rozwiązywaniu zadań matematycznych. Po rozwiązaniu zadania należy sprawdzić poprawność wyniku. To samo można powiedzieć o każdym produkcie intelektualnym. W tym indywidualnym przypadku mamy do czynienia ze zrozumieniem natury nowotworów.

a) Dane

Potrzebujemy pewnych składników, z których przygotowujemy nasz "posiłek". Fakty są tymi elementami.

b) Wybór optymalnej metody rozwiązywania problemów

Potrzebujemy metody ich "przygotowania", tj. sposobu na skomponowanie pewnej układanki z tych faktów. Zastosowanie aparatury konceptualnej niektórych dyscyplin naukowych związanych z tymi faktami jest tą metodą.

c) Poprzednie doświadczenia

Wymagamy również doświadczenia precedensów, które próbowały już przygotować podobny "posiłek" i na który się odnosimy. Pewne hipotezy i ogólnie przyjęte teorie są tym doświadczeniem.

d) Rozwiązanie

Stosowanie wybranej metody rozwiązywania problemów

e) Weryfikacja poprawności wyników

W wyniku procesu "przygotowywania" otrzymujemy "posiłek" w postaci pewnej hipotezy. Nie jest to gotowy "posiłek", ponieważ każda hipoteza musi być poddana praktycznej weryfikacji pod kątem możliwości obalenia. Jeśli hipotezy nie da się sfałszować, nie można jej nazwać naukową. Jednak możliwa jest również teoretyczna weryfikacja zdolności hipotezy do wyjaśnienia faktów, które pierwotnie zaczęliśmy wyjaśniać. Istnieją zatem dwie możliwości weryfikacji poprawności wyników:

- Teoretyczna weryfikacja: Jest to zdolność do wyjaśnienia wszystkich uniwersalnych faktów podanych na początku w celu ich wyjaśnienia. Nie dotyczy to faktów niemających charakteru uniwersalnego. Różnica między faktami uniwersalnymi i niepowszechnymi oraz powód, dla którego niepowszechne fakty nie wymagają takiej weryfikacji, wyjaśniono później.

- Odrzucalność, tzn. możliwość sfałszowania hipotezy poprzez przeprowadzenie dowolnego eksperymentu, który można przeprowadzić na modelu biologicznym lub hodowli komórkowej.

Metoda klinicznej weryfikacji metody leczenia na zwierzętach laboratoryjnych jest tematem indywidualnym.

Weryfikacja praktyczna oznacza również wykrywanie faktów, które nie były jeszcze znane, ale są przewidywane przez sformułowaną hipotezę. W tym przypadku hipoteza nabiera mocy przewidywania i staje się teorią.

Dalej, każdy poziom z wyjątkiem poziomu oznaczonego literą C (poprzednie doświadczenie) jest oznaczony odpowiednią literą. Korzystanie z doświadczeń poprzedników (C) jest włączone we wszystkie etapy rozwiązywania zadań.

a) Dane

Zacznijmy od pierwszego poziomu: faktów. Tutaj natychmiast pojawiają się pytania. Jakie fakty należy wziąć pod uwagę dla naszej układanki, w jakiej wysokości? Liczba publikacji na temat badań nad rakiem wynosi kilka tysięcy. Czy należy przyjąć, że każde z tych badań jest nowym faktem? A jeśli tak, to jak rozważyć je wszystkie? A jeśli nie, to czy wiele badań kopiuje się wzajemnie i tym samym potwierdza jeden fakt połączony przez wszystkie z nich? W tym przypadku, jak prześledzić badania, które naprawdę dostarczają nowych danych od tych, którzy tego nie robią? I to nie jest jedyny punkt.

Gdybyśmy mieli do czynienia tylko z rakiem, fakty te przynajmniej częściowo pokrywałyby się z cechą charakterystyczną raka już wcześniej opublikowaną (1,2, 3). Jednak fakty te dotyczą nie tylko raka, ale także generacji żywej komórki, jej normalnego funkcjonowania. Na te pytania należy odpowiedzieć, ponieważ komórka nowotworowa pochodzi z normalnej komórki. Stąd liczba tych faktów jest większa niż gdyby opisywano tylko cechę charakterystyczną raka. Rozmiar zakładanych puzzli nie jest określony, co więcej, stale rośnie wraz ze wzrostem liczby tych faktów. Zadanie to mogłoby być niemożliwe do rozwiązania, gdybyśmy nie mogli odwoływać się do faktów, które są powszechnie akceptowane w odniesieniu do wszystkich rodzajów nowotworów i są uniwersalne i niepodważalne. Te ogólnie przyjęte fakty tworzą pierwszą grupę faktów i część naszej układanki, z którą związana jest druga grupa faktów. Ta druga grupa faktów składa się z faktów, które nie mają zastosowania do wszystkich rodzajów nowotworów, nie są uniwersalne i dlatego nie można ich nazwać bezspornymi, przynajmniej na razie. Druga grupa faktów jest produktem z pierwszej grupy faktów.

W przypadku większości niekwestionowanych faktów autor nie przedstawił odniesień do odpowiednich źródeł literatury ze względu na ich bezsporny charakter. Jednak w przypadku faktów, które dla czytelnika mogą nie wydawać się aż tak oczywiste, autor zamieścił odniesienia do źródeł literackich na liście "Uniwersalne fakty o chorobie nowotworowej". Fakty charakterystyczne dla wszystkich rodzajów nowotworów", jak również w dalszej części tekstu. Ta grupa faktów plus grupa faktów dotyczących normalnej komórki jako systemu rozpraszającego zostanie połączona w jedną dużą grupę faktów w sekcji "Uniwersalne właściwości rakowe w ujęciu holistycznym". Stworzona duża grupa faktów jest podstawą do stworzenia naszej układanki i jej teoretycznej weryfikacji na końcu tej książki.

1. Uniwersalne właściwości rakowe. Fakty charakterystyczne dla wszystkich rodzajów nowotworów

1. Rak jest generowany z jednej komórki (4) .
2. Rak jest generowany pod wpływem czynników rakotwórczych i wirusów ("ostateczna wspólna ścieżka").
3. Przemiana nowotworowa ma miejsce podczas podziału komórek.
4. Pokolenie nowotworów jest stochastyczne.
5. Prawdopodobieństwo zachorowania na raka wzrasta wraz ze starzeniem się.
6. Rak jest nieodwracalny.
7. Rak jest postępujący (progresja guza).
8. Generowaniu nowotworów towarzyszy chaos wewnątrzkomórkowy (5).
9. Morfologiczne modyfikacje komórki nowotworowej. (Takie modyfikacje mają miejsce nie tylko na poziomie komórkowym, ale także molekularnym)
10. Modyfikacje metaboliczne - choc oksydacyjny
11. Niestabilność komórek raka genetycznego (hipermutageneza i niezdolność komórki do utrzymania ciągłości genomu)
12. Fenotyp hiper-mutatora i niestabilność epigenomu

13. Zdolność komórki nowotworowej do adaptacji (6)

14. Modyfikacje epigenomiczne zachodzą w komórce nowotworowej.

15. Ekspresja onkogenów pociąga za sobą transformację nowotworową.

16. Wszystkie metody terapeutyczne stosowane w leczeniu nowotworów i uszkadzające cykl komórkowy są same w sobie kancerogenami.

17. Eksperyment Mintza: Jądro złośliwej komórki przeszczepionej do cytoplazmy komórki jajowej myszy pociąga za sobą rozwój normalnego płodu, a nie guza kiełku, jak można się tego spodziewać.

18. Większa część genów DNA nie jest wyrażona i jest "ciemną materią".

19. Im bardziej złożony obiekt biologiczny i im większa jest jego masa DNA, tym mniej aktywnych genów zawiera w stosunku do cichych genów (7).

20. Wirusy w obrębie komórki oddziałują na siebie poprzez dopełnienie i rekombinację genetyczną.

21. Wirusy są w stanie wprowadzić swoje geny do genomu komórkowego.

22. Zaczynając od jednej komórki, proces kancerogenezy rozprzestrzenia się na inne organy i tkanki.

23. Kancerogeneza jest wielopoziomowym procesem składającym się z poszczególnych okresów: inicjacji, promocji, konwersji i postępu.

Poniższa lista faktów niepowszechnych jest niekompletna i stale uzupełniana. Poza wymienionymi faktami, lista powinna być uzupełniona o cechy charakterystyczne dla raka z rys. 1, z wyjątkiem niestabilności genomu i mutacji. Autor nie może ich w pełni objąć ze względu na ich dużą liczbę i ciągły wzrost tej liczby. Chociaż książka ta jest jeszcze w formie pisemnej, dodano inne fakty nie wymienione tutaj, ale wspomniane w tekście dalej. Celem autora poprzez zebranie tych niepowszechnych faktów na listę jest fakt, że niektóre z nich są nowe i niezwykłe, ale także - i to jest najważniejsze - ich zdolność do służenia jako argumenty na rzecz hipotezy podanej przez autora. Na końcu książki, w dziale "Zgodność hipotezy o hipercyklu nowotworowym z niepowszechnymi faktami", autor dokonuje teoretycznej weryfikacji również tych niepowszechnych faktów. Oprócz tych powodów do stworzenia danej listy, autor ma również na celu przybliżenie czytelnikowi, z jakim dodatkowym faktycznym materiałem ma do czynienia czytając tę książkę bez nadmiernego opodatkowania go lub jej informacjami.

2. Nieuniwersalne fakty dotyczące raka. Fakty charakterystyczne nie dla wszystkich rodzajów nowotworów

1. W bardzo rzadkich przypadkach rak leczy się samoistnie bez żadnej terapii (8, 9, 10, 11, 12).
2. Komórki nowotworowe są w stanie używać amoniaku do syntezy własnych aminokwasów, tak jak robią to niektóre bakterie (13)
3. Zwiększone wydzielanie kwasów nukleinowych i egzosomów przez komórkę (, 15)
4. Egzosomy wydzielane przez komórki nowotworowe wspomagają proces nowotworzenia (16)
5. DNA wydzielane przez komórkę nowotworową jest rakotwórcze dla komórek środowiska (17)
6. Zwiększone wydzielanie wysoce błędnego DNA przez komórkę nowotworową (, 19, 20)
7. Mitochondria są zdolne do samodzielnej replikacji (21)
8. Mitochondria zyskują dużą swobodę w przypadku złośliwego wzrostu dzięki transportowi poziomemu w przypadku kontaktu z komórkami (21, 22)

9. DNA mitochondrialne jest przenoszone poprzez egzosomy za pomocą transportu poziomego do komórek nowotworowych. W ten sposób mtDNA działa jak sygnał onkogeniczny (23)

10. Mitochondrialne DNA przeprogramowuje DNA komórki nowotworowej przez metylację (24, 25).

11. DNA mitochondrialne jest częścią cfDNA, chociaż mitochondrialne cfDNA specyficzne dla nowotworów są rzadko wykrywane w przypadku nowotworów (26)

12. W mitochondrialnym DNA komórek nowotworowych występuje mniej mutacji niż w mitochondrialnym DNA normalnych komórek (26, 27).

13. Dialog genomów jądrowych i mitochondrialnych: Genom jądrowy koduje część białek mitochondrialnych, a geny mitochondrialne są prezentowane w genomie jądrowym (28).

14. Liczba kopii mtDNA (mitochondrialnego DNA) jest zwiększona w przypadku raka (25, 29, 30).

15. Liczba kopii mtDNA (mitochondrialnego DNA) jest zmniejszana w przypadku raka (31, 32)

16. Wysoce błędna polimeraza DNA wspomaga replikację mtDNA w warunkach stresu oksydacyjnego w przypadku raka (33).

17. W przypadku transformacji nowotworowej, biogeneza rybosomów jest zaburzona (34, 35)

18. Ze względu na starzenie się chromatyna jest wykrywana nie tylko w jądrze komórkowym, ale również w cytoplazmie (36)

19. Wirus opryszczki podtrzymuje się zewnątrzchromosomalnie w przypadku mięsaka Kaposiego (37)

20. Enzymy naprawcze DNA mogą być zwiększone w przypadku raka (18, 19, 38)

21. Enzymy naprawcze DNA mogą być zmniejszone w przypadku raka (39)

22. Istnieją gigantyczne komórki nowotworowe z jądrową replikacją DNA (40)

23. Kompleks progowy jest zaburzony w komórce nowotworowej (39)

24. Im więcej telomerów w komórkach nowotworowych jest skracanych, tym większe jest stężenie cfDNA we krwi (41)

25. Ekspresja onkogenów może zmniejszać się wraz z rozwojem raka (42%).)

26. Tkanka kostna (kostna) odgrywa rolę w rozwoju i wspieraniu procesu nowotworzenia. W modelach myszy z gruczolakorakiem płuc, komórki pierwotne nowotworu mają odlegle aktywowane osteoblasty, które biorą udział w tworzeniu kości. Z kolei aktywowane osteoblasty spowodowały powstanie pewnego rodzaju neutrofili, które dostają się do guza pierwotnego i wspierają jego wzrost. Stwierdzono, że pacjenci z wczesną fazą raka płuc wykazują zwiększoną gęstość tkanki kostnej, a dane liczbowe z wynikami eksperymentów na myszach (43).

27. Rak może "rekrutować" makrofagi poprzez szereg cząsteczek sygnałowych; w rezultacie makrofagi te zaczynają tłumić odporność przeciwnowotworową i stymulować powstawanie nowych naczyń krwionośnych i limfatycznych (44).

28. Po apoptozy komórki nowotworowe sprzyjają proliferacji komórek nowotworowych poprzez wydzielanie apoptotycznych pęcherzyków wewnątrzkomórkowych (apoEV) wzbogaconych o różne składniki spliceosomów (45).

29. Postęp choroby nowotworowej jest związany z hiperkalkemią, która jest procesem paranowotworowym i złym stanem nowotworowym (46).

30. Postęp choroby nowotworowej jest związany z trombocytozą, która jest procesem paranowotworowym i ma złą właściwość nowotworową (47).

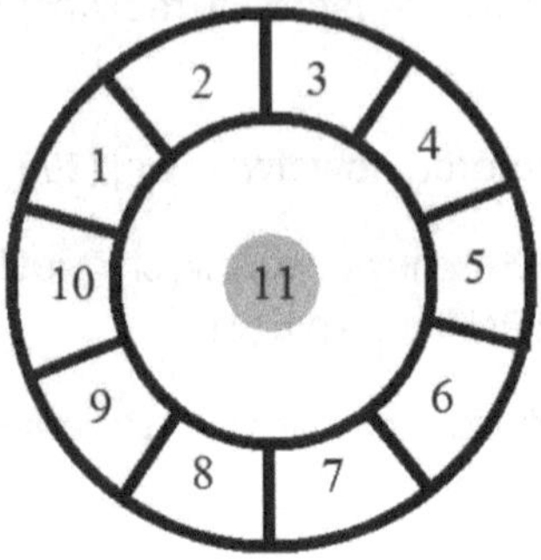

1- Resisting cell death
2 - Sustaining proliferative signaling
3 - Evading growth suppressors
4 - Aktivating invasion and metastasis
5 - Enabling replicative immortality
6 - Inducing angiogenesis
7 - Deregulating cellular energetics
8 - Evoiding immune destruction
9 - Development of medicinal resistance
10 - Tumor promoting inflamation
11 - Genome instability and mutation

Rys. 1

Jak widać na tych listach, granica między faktami uniwersalnymi i niepowszechnymi jest dość mało precyzyjna. Nieuniwersalne właściwości nowotworowe mogą z czasem stać się uniwersalne. Na przykład, zdolność komórki nowotworowej do unikania reakcji immunologicznej mogłaby być przypisana komórkom uniwersalnym, jeśli byłaby ona ciągła w czasie. Z drugiej strony, niektóre uniwersalne właściwości nowotworowe z czasem stają się nieuniwersalne. Tak było w przypadku deregulacji energii komórkowej. Rodzaje nowotworów bez glikolizy anaerobowej istnieją. W skrócie pomijając te dwie listy, można zauważyć, że współczesna nauka koncentruje się na nieuniwersalnych właściwościach nowotworowych i prawie ignoruje ich uniwersalne właściwości. W cechach charakterystycznych dla nowotworu, niestabilność genetyczna jest takim wyjątkiem (patrz rys. 11). Oznacza to, że współczesna nauka nie zajmuje się badaniami nad rakiem jako holistycznym systemem komórkowym. Odpowiednio, terapia nowotworowa reagująca na zdarzenia wtórne generowane w procesie kancerogenezy nie eliminuje samej kancerogenezy. Taka terapia nie może wyeliminować nowotworu, ponieważ nie jest w stanie opisać jego natury.

Po pierwszym etapie - doborze faktów - przejdźmy do drugiego, sposobu zbierania tych faktów w byt, układankę.

b) Wybór optymalnej metody rozwiązywania problemów

Aparatura konceptualna dyscyplin naukowych, które można również warunkowo podzielić na uniwersalne i nieuniwersalne, to te sposoby.

Uniwersalne dyscypliny naukowe są dyscyplinami, których aparatura konceptualna rozciąga się również na dziedziny opisane przez nieuniwersalne dyscypliny naukowe. Nieuniwersalne dyscypliny naukowe to dyscypliny, których aparatura konceptualna nie może rozciągać się na dziedziny opisane przez uniwersalne dyscypliny naukowe.

Na przykład konceptualna aparatura fizyki rozciąga się na obiekty zarówno żywe, jak i nieożywione. Tak więc fizyka jest uniwersalna dla obu obiektów.

Koncepcyjna aparatura biologii rozciąga się jedynie na obiekty żywej przyrody. Biologia nie może być więc dyscypliną dla obiektów o charakterze nieożywionym, a więc nie ma charakteru uniwersalnego.

Można z tego wywnioskować, że aparat pojęciowy dyscyplin uniwersalnych (fizyka) ma pierwszeństwo przed aparatem pojęciowym dyscyplin nieuniwersalnych (biologia), a aparat pojęciowy dyscyplin nieuniwersalnych (biologia) jest rozwinięciem i kontynuacją aparatu pojęciowego nauk uniwersalnych (fizyka).

Należy wspomnieć, że uniwersalność każdej dyscypliny jest względna. Na przykład chemia jest uniwersalna w odniesieniu do dyscyplin biologicznych, ale nieuniwersalna w odniesieniu do fizyki.

Przedstawione w formie graficznej, pojęcie to wygląda następująco (rys.2):

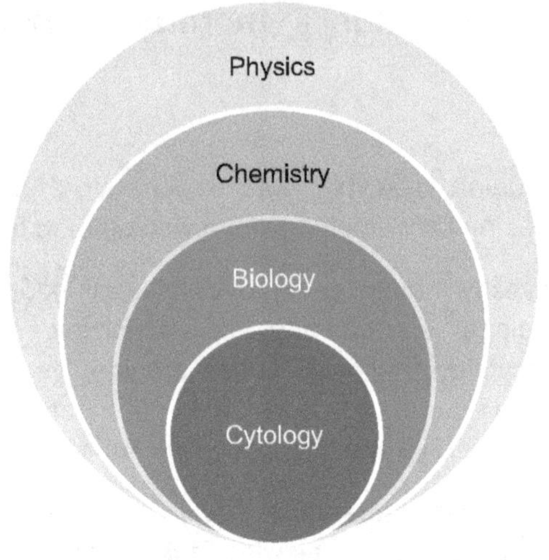

Rys. 2

Na przestrzeni dziejów nauki fizyka zawsze była swego rodzaju siłą napędową dla innych dyscyplin naukowych, w tym biologii (48). Na przykład osiągnięcia mechaniki klasycznej w XVIII wieku pociągnęły za sobą światopogląd, zgodnie z którym rozwój natury i społeczeństwa tłumaczy się mechanicznymi prawami formy ruchu materialnego uważanego za uniwersalny i rozciągający się na wszystkie rodzaje ruchu materialnego. W biologii jest to stwierdzenie, że wszelkie organizmy można w pełni wyjaśnić w oparciu o zasady mechaniczne (49) Dla tego czasu taki paradygmat był zjawiskiem postępowym.

Reminiscencje tego paradygmatu można wykryć nawet dzisiaj w pracach naukowców, którzy używają terminu "maszyna molekularna"(48) Pytanie to omówiono bardziej szczegółowo w rozdziale "Historia nauki i badania nad rakiem" (50).

Fakt, że procesy chaotyczne zachodzące w przyrodzie nieożywionej mają wiele wspólnego z procesami chaotycznymi w przyrodzie żywej, przemawia również za stosowaniem praw fizycznych. Struktury fraktalne, tj. struktury posiadające efekt podobieństwa i charakterystyczne dla procesów chaotycznych, można zaobserwować w strukturach linii brzegowych, np. fiordy w Norwegii, w strukturze chmur, a także w strukturach drzew lub w strukturze oskrzeli i układu krążenia zwierząt. Należy tu wspomnieć, że w znaczeniu struktury fraktalnej fiordu mamy do czynienia z procesami geologicznymi, które miały miejsce wcześniej i pozostawiły ślad w postaci quasi fraktalu, czyli fraktalu, który przestał rozwijać się w przestrzeni i czasie na pewnym etapie.

Drzewo oskrzelowe i układ krążenia zwierząt jest analogią takiej quasi-fraktalnej struktury. Nowotwór nienowotworowy jest również taką analogią, gdy czynnik ma tymczasowy wpływ na komórkę powodując jej mitozę i stymulując jej podział. Wirus powodujący taką mitozę, np. wenerowy wirus brodawki (HPV, wirus brodawczaka ludzkiego) może być takim czynnikiem. Jak tylko wpływ tego czynnika ustanie, podział komórek również ustaje. W rezultacie powstaje guz nienowotworowy. Na przykład w przypadku HPV typu 16 jest to Condylomata plana. Jeśli wpływ tego czynnika nie zostanie zatrzymany z jakiegokolwiek powodu, np. słaba odporność, proces fraktalny nadal rozwija się w przestrzeni i czasie. W przypadku wirusa HPV typu 16 wynikiem tego procesu jest rak penisa. Należy wspomnieć, że rozwój struktury fraktalnej zarówno w przyrodzie żywej, jak i w organizmie nieożywionym wymaga stałego czynnika aktywnego. Podany przykład jest pierwszym argumentem przemawiającym za takim ciągle aktywnym czynnikiem powodującym postęp procesu chaotycznego, tutaj rak. W trakcie prezentacji w tej książce autor przedstawia trzy dodatkowe czynniki wskazujące na konieczność istnienia tak stale aktywnego czynnika rozwoju nowotworu. Czytelnik może je znaleźć w sekcji "Niestabilność genetyczna i epigenetyczna komórki nowotworowej. Hipoteza o hipercyklu nowotworowym".

Współczesna biologia zapewnia pewne historyczne podobieństwa z fizyką. W odniesieniu do żywej komórki, ta sama dwoistość jest obserwowana między synergiami i genetyka, jak ta związana z elektronem, opisując jego falowo-cząsteczkową naturę. Synergetics opisuje niestabilne procesy chaotyczne pociągające za sobą samoorganizację, a genetyka opisuje quasi-kwantę w postaci genów. Synergetics opisuje procesy nieokreślone, a genetyka opisuje procesy określone, takie jak właściwości dziedziczne zgodnie z typem dominującym lub chorobami dziedzicznymi. Dualizm okazał się być udanym modelem opisującym mikroświat w fizyce. Istnieją więc powody, aby zakładać, że biologiczna dwoistość również może odnieść sukces.

Dla jakich praktycznych zastosowań są to bardzo ogólne i na pierwszy rzut oka abstrakcyjne względy? Są one zobowiązane do wykazania, że w sytuacji, gdy zjawiska nie da się wyjaśnić aparatem konceptualnym nieuniwersalnych dyscyplin naukowych, aparat konceptualny uniwersalnych dyscyplin naukowych należy odwoływać się do niego w celu wyjaśnienia. Przechodząc do konkretnego tematu wyjaśnienia kancerogenezy, oznacza to, że jeśli nie możemy go wyjaśnić aparatem konceptualnym fizjologii lub biologii, musimy spróbować wyjaśnić go aparatem konceptualnym fizyki.

Uniwersalne dyscypliny, których aparaturę konceptualną używamy do komponowania puzzli z faktów, obejmują następujące elementy:

Fizyka. W dalszych rozważaniach wykorzystywany jest dział fizyki stosowany w biologii: biofizyka. Z biofizyki stosuje się synergetykę jako teorię samoorganizacji. Ponadto korzystamy również z aparatury konceptualnej ogólnej teorii systemów i hermeneutyki (esogenetyki), tj. nauki o interpretacji informacji, sposobu wyjaśniania sensu, treści i znaczenia zwłaszcza tekstów religijnych, literackich, naukowych i innych (51).

Z **nieuniwersalnych dyscyplin naukowych** stosuje się aparat pojęciowy następujących dyscyplin biologicznych: biologia, teoria ewolucji, biochemia, genetyka, epigenetyka, genomika, histologia.

c) Wcześniejsze doświadczenia

Wreszcie, ostatnim warunkiem przygotowania naszego produktu intelektualnego jest odwołanie się do naszych wcześniejszych doświadczeń, do pewnych teorii i hipotez naukowych. Teorie te obejmują: teorię ewolucji, teorię hipercyklu Schustera Eigena, teorię generowania wirusa, teorię doboru naturalnego Darwina jako jedną z sekcji ewolucji.

"Żaden problem nie może być rozwiązany z tego samego etapu świadomości, który go stworzył."

Albert Einstein.

Historia nauki i badania nad rakiem

Jest jeszcze inny - historyczny # powód wspomniany już wcześniej, dlaczego musimy wyjść poza tradycyjne ramy konceptualnego aparatu dyscyplin biologicznych.

Nauka przeszła kilka etapów rozwoju. Na scenie klasycznej nauki, do końca XIX wieku dominowała filozofia mechaniczna i determinizm, jednoznaczność w interpretacji zdarzeń, wykluczenie zbiegów okoliczności i prawdopodobieństwa ze znalezienia wyników oraz absolutna przewidywalność świata fizycznego. Dzięki sukcesom fizyki w XVI-XVIII wieku, pojawiło się pragnienie przeniesienia zrozumienia świata fizycznego na inne nauki. Najbardziej radykalną ideą determinizmu była filozofia mechaniczna, czyli doktryna, według której świat uważany był za mechanizm. Jednak nawet w dzisiejszych czasach niektórzy badacze uważają, że jest ona postrzegana przez niektórych badaczy w przypadkach, gdy używają oni terminu "maszyna molekularna" (50).

Pod koniec XIX - na początku XX wieku - nastąpił szereg odkryć, które nie były zgodne z istniejącym naukowym światopoglądem.

W tym historycznym okresie paradygmat naukowy modyfikuje, etap nauki nieklasycznej, a później, począwszy od lat 70-tych XX wieku, rozpoczyna się nauka nieklasyczna, kiedy to nie tylko następuje integracja nauk ścisłych, ale także pojawiają się nowe trendy naukowe, takie jak ogólna teoria systemów i synergie jako teoria samoorganizacji.

Przykładem modyfikacji naukowych idei świata wziętych z fizyki i bliskich omawianej tu hipotezie jest niestabilność jądra atomowego. Klasyczna mechanika nie potrafiła wytłumaczyć tej niestabilności. Ponadto niestabilność jądra atomu zaprzeczała bezpośrednio mechanice klasycznej i była niemożliwa z jej punktu widzenia. Dopiero po opracowaniu nowej aparatury konceptualnej mechaniki kwantowej, takie wyjaśnienie staje się możliwe, nawet jeśli jest niekompletne (5 2)

Tutaj można zaobserwować bezpośrednią analogię z genetyczną niestabilnością komórki nowotworowej. Nie jesteśmy w stanie wytłumaczyć tej niestabilności aparatem konceptualnym dyscyplin biologicznych. Nasze wyjaśnienie tej niestabilności poprzez "akumulację mutacji" nie jest wyjaśnieniem, ale naukowym unikaniem wyjaśnienia. W tym sensie nie jesteśmy nawet w XXI wieku z jego postnieklasyczną nauką, ale pod koniec XIX - początku XX wieku, wieku fizycznego determinizmu i absolutnej przewidywalności świata. Potrzebujemy nowego aparatu koncepcyjnego, aby zrozumieć czym jest rak. Jest to kwestia o podstawowym znaczeniu praktycznym. Obecnie staramy się wyeliminować skutki procesu tworzenia klonów komórek nowotworowych. Nawet nie staramy się leczyć poprzez kontrolowanie tego procesu. Obecnie indywidualne leczenie pacjentów ze współistniejącymi chorobami opartymi na diagnostyce genetycznej i tłumieniu nowo powstałych klonów komórek nowotworowych uważane jest za obiecujące leczenie w onkologii w przyszłości. Oznacza to jednak, że jutro nadrobimy zaległości w rozwoju nowotworów, tak samo jak teraz. W rzeczywistości oznacza to brak postępów w leczeniu nowotworów.
Konieczność takiej aparatury konceptualnej wyraża się nawet w tym, że np. sam termin "niestabilność" stosowany w onkologii związanej z aparatem genetycznym jest zapożyczony z fizyki. Wnioskując z wszystkiego, o czym była mowa powyżej, nie mamy innego wyboru niż zastosowanie aparatury konceptualnej nauki postnonklasycznej, a w szczególności aparatury konceptualnej synergetyki. Kolejny pomysł na rzecz takiego wyboru dotyczy interpretacji faktów naukowych. Oprócz wszystkich innych zasad nauki postnieklasycznej, jest jedna, którą należy szczególnie uważnie rozważyć. Ogłasza, że klasyczny obiektywizm naukowy zostaje odrzucony, idea rzeczywistości zostaje odrzucona jako coś, co nie zależy od sposobu jej postrzegania, czynnik subiektywny (53) Ten subiektywny czynnik jest kwestią interpretacji wiedzy naukowej. Prawidłowa interpretacja faktów naukowych oznacza zrozumienie ich sensu i relacji między nimi, a nie tylko ich stwierdzanie.
Na przykład wiemy, że komórka nowotworowa wydziela zwiększoną ilość kwasów nukleinowych i egzosomów (14). Co do zasady fakt ten jest stwierdzany, ale nie jest wyjaśniony. Jaki jest sens tego faktu? Oczywiście w komórce występuje zwiększona produkcja białek i aminokwasów. Ale dlaczego jest zwiększona? Prawdopodobnie istnieje mechanizm w komórce nowotworowej, który produkuje białka i kwasy nukleinowe w nadmiarze, a więc system komórkowy pozbywa się zbędnego balastu

wewnątrzkomórkowego. Bardziej szczegółowa odpowiedź znajduje się na końcu książki; przykład ten pokazuje tylko jeden ze sposobów interpretacji faktów naukowych.

Na razie mamy do czynienia z dużą liczbą faktów, ale nie rozumiemy ich sensu. "Toniemy w informacjach, ale umieramy z głodu." (John Naisbitt). Aby zrozumieć i w jakiś sposób uogólnić fakty, musimy użyć pewnej matrycy. Matryca jest subiektywnym światopoglądem. Każdy badacz używa matrycy do interpretowania zdarzeń lub faktów. A jeśli fakty nie odpowiadają tej matrycy, to albo ich nie dostrzega, albo po prostu je ignoruje. Na przykład matryca badacza badającego genetyki nowotworów nie zawiera faktów wskazujących na epigenetyczny charakter modyfikacji w przypadku nowotworów. Po czym on lub ona o nich wie, ale po prostu mówi o nich, zamiast je tłumaczyć. Jednak badacz posiadający matrycę epigenetyczną nie jest w lepszej pozycji, tylko z tą różnicą, że "nie widzi" faktów dotyczących modyfikacji genotypu komórki nowotworowej. W związku z tym należy dobrać odpowiednią matrycę do najbardziej precyzyjnej interpretacji faktów naukowych. Kwestia wyboru tej matrycy to kwestia interpretacji zdarzeń, pytanie hermeneutyki.

Interpretujemy również dane dotyczące nowotworów za pomocą pewnej matrycy. W celu zinterpretowania faktów dotyczących problemu nowotworów, autor wybrał macierz synergetyczną. Instrument ten umożliwia nam nie tylko zrozumienie faktów, ale także określenie ich relacji między sobą. Zgodnie z określeniem jednego z ojców założycieli Hermanna Hakena, synergia jest doktryną o interakcji (54) A bardziej precyzyjne określenie: **Synérgetics** jest interdyscyplinarnym trendem naukowym wyjaśniającym generowanie i samoorganizację modeli i struktur w systemach otwartych, dalekich od równowagi termodynamicznej.

Obszar zastosowań synergetyki jest bardzo szeroki. Pojawiwszy się jako sekcja fizyki, została ona zastosowana w biologii, psychologii, socjologii, a nawet polityce w formie technologii politycznych na przykładzie "kontrolowanego chaosu". W pewnym sensie sytuacja powtarza się w historii nauki na przełomie XIX i XX wieku: Fizyka ponownie staje się źródłem zrozumienia świata dla innych nauk. Dla nas synergia jest interesująca, ponieważ bada również kwestie niestabilności systemów, o których piszę powyżej. W tym sensie autor podąża za aktualną tradycją historyczno-przyrodniczą.

Bardziej szczegółowa dyskusja na temat synergii znajduje się w następnej sekcji "Holizm i redukcjonizm w medycynie".

Holizm i redukcjonizm w medycynie

Holizm to opis obiektu jako całości, a redukcjonizm to uproszczenie, redukcja skomplikowanego do prostego obiektu.

Holizm traktuje każdy system jako sumę elementów, którym towarzyszy generowanie nowej jakości brakującej w tych elementach, czyli pojawienie się. Holizm jest ideą różnych etapów organizacyjnych, gdzie każdy nowy etap tworzy nowe cechy, których brakuje w elementach niższego etapu. Konceptualny aparat holizmu jest syntezą, czyli połączeniem elementów w całość, system.

Redukcjonizm zakłada, że istnieje pewien wyróżniony etap, a wszystkie pozostałe etapy są zredukowane do tego jedynego etapu. Koncepcyjny aparat redukcjonizmu jest analizą, czyli podział jednostki na jej składniki. (55)

Obecnie mamy wiele analiz, ale nie ma syntezy. Dobrze nauczyliśmy się dzielić, ale nie jesteśmy zbyt dobrzy w ponownym zbieraniu podzielonych części do systemu.

Konkretnie, stosowane w onkologii, redukcjonizm wyraża się w tym, że rak jest uważany za istnienie pewnych mutacji, ścieżek sygnałowych, onkogenów i regulacji genów epigenomicznych. Jest to jedyny - molekularny - etap, do którego redukuje się kancerogenezę. Ale nawet na tym etapie molekularnym, wszystkie wymienione składniki molekularne nie są ze sobą połączone. Można to wyrazić w następujących metaforach.

Przyglądając się więc bardzo dokładnie danemu obiektowi, widzimy jedynie pojedyncze małe struktury o różnym natężeniu, jak pokazano na tym rysunku (rys. 3):

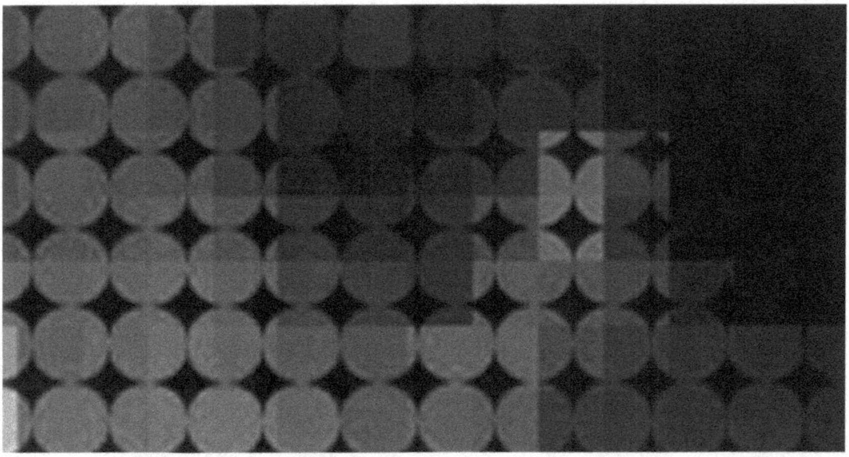

Rys. 3

Ocena całego obrazu i zrozumienie, z jakim obiektem mamy do czynienia jest możliwe tylko wtedy, gdy uchwycimy go jako całość. Na poniższym rysunku (rys. 4) obszar, który widzieliśmy na poprzednim obrazie jest podświetlony białą ramką.

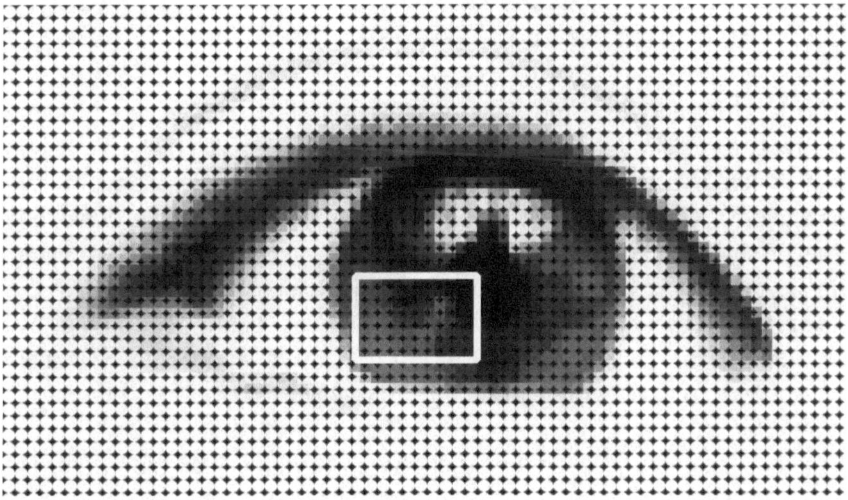

Rys. 4

Inna analogia może być stwierdzona: Przypowieść o dotykaniu słonia i osób niewidomych (rys.5).

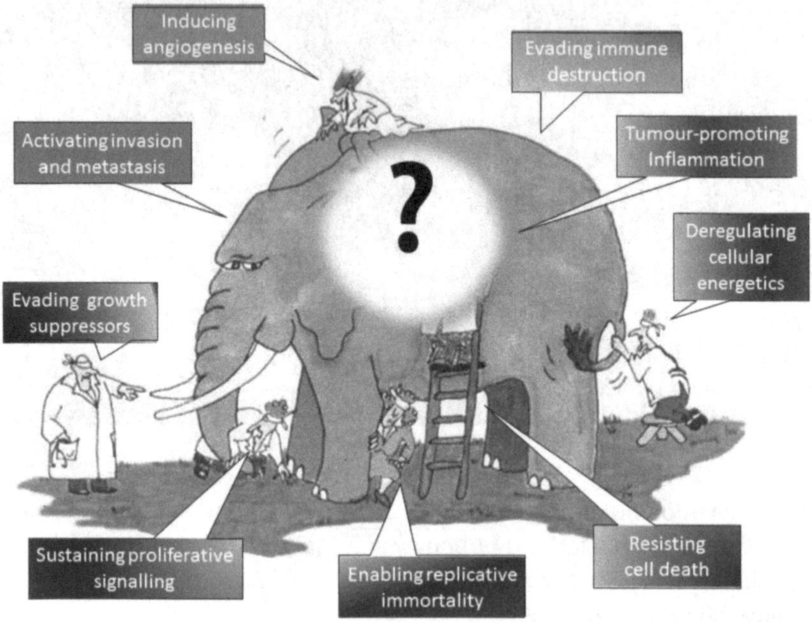

Rys. 5

Każda z niewidomych ma swój pomysł na obiekt badawczy - tę samą matrycę, o której wspominaliśmy w sekcji "Historia nauki i rak" - ale żaden z nich nie rozumie, że dotyka słonia. Tak samo, nie rozumiemy się nawzajem. Wąski specjalista od białka p53 nie rozumie wąskiego specjalisty od miRNA, a nawet jeśli tak, to nie może połączyć swojej dziedziny badań z dziedziną badań swojego kolegi. Aby zrozumieć siebie nawzajem, powinni po pierwsze komunikować się, a po drugie być świadomi faktu, że jego podmiot jest tylko częścią jednostki, a jednostkę tę można opisać aparatem konceptualnym wyższego etapu niż molekularny.
Problem staje się jeszcze bardziej skomplikowany, jeśli niewidomi nie dotykają jednego słonia, ale kilku różnych słoni lub innych dużych zwierząt. W tym przypadku muszą one również zapewnić, że dotykają tego samego przedmiotu.

Pierwsza analogia pokazuje konieczność oglądania obiektu nie tylko w małych częściach, ale także uchwycenia go jako całości. Aby wyciągnąć wniosek co do charakteru procesu patologicznego, każdy patolog bada preparat pod mikroskopem z różnymi zoomami, a ponadto wymaga informacji, z jakiego narządu pobrano próbkę. Druga analogia skupia się na konieczności syntezy faktów, metod badawczych i teoretycznych idei z różnych dziedzin wiedzy w celu zrozumienia pełnego obrazu badanego obiektu, kryteriów wyboru granic tego badanego obiektu oraz wyboru języka do omówienia tego obiektu.

Do tego czasu należy stwierdzić, że rozwój nauki w sensie rozumienia jej jako całości w biologii i medycynie pozostaje w fazie redukcjonizmu XIX wieku - początku XX wieku. Wspomnieliśmy już o tym w rozdziale "Historia nauki i badania nad rakiem". Niech będzie tylko dodać, że jedynym istotnym faktem, że XX wiek przyczynił się oprócz redukcjonizmu jest genocentryzm, tj. wyjaśnienie kancerogenezy przez mutację genów.

Szczytem genocentryzmu było dekodowanie ludzkiego genomu, które nie miało istotnego wpływu na zrozumienie procesu nowotworzenia. Do tej pory nie udało się zrozumieć, jak działają mechanizmy rakotwórczości epigenetycznej.

d) Rozwiązanie. Stosowanie metody rozwiązywania problemów

Do kolejnego etapu przygotowania naszego intelektualnego "posiłku" wykorzystujemy aparat koncepcyjny ogólnej teorii systemów oraz aparat koncepcyjny synergetyki, aby spróbować zsyntetyzować wiedzę zdobytą przez redukcjonizm do wyższego etapu systemowego. Tutaj, synergie i ogólna teoria systemów przedstawiają nową post-non-klasyczną naukę, której celem jest wypełnienie próżni pomiędzy holizmem i redukcjonizmem. W istocie, te dyscypliny fizyczne same w sobie są aparatami holistycznymi i są do nich identyczne w tym sensie. Innymi słowy, wiedza biologiczna i medyczna musi być umieszczona na dwóch filarach: holizmie i redukcjonizmie, łącząc je w całość. Do tej pory, stoją tylko na jednym.

W ten sposób możemy wzmocnić istniejącą w medycynie tendencję do konwergencji redukcjonizmu i holizmu. Takie podejście umożliwia opisanie zaburzeń systemowych w chorobach nowotworowych, których nie da się zrozumieć metodami redukcjonistycznymi. Taka synteza holizmu i redukcjonizmu została przedstawiona graficznie na poniższym rysunku.

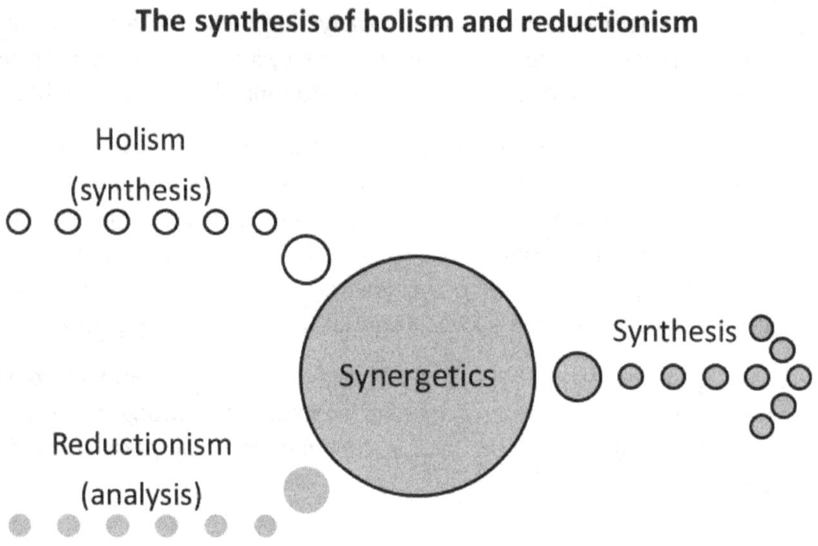

Rys. 6

Na przedstawionych tu schematach (rys. 6) i dalej wszystko co opisuje holistyczny aparat konceptualny jest oprawione. Wszystko, co opisuje konceptualny aparat redukcjonistyczny, przedstawione jest na szarym tle, a synteza obu jest przedstawiona na oprawionym szarym tle.

Opisujemy model dwureplikacji komórki nowotworowej jako alternatywę dla istniejącego obecnie modelu genocentrycznego. Przyjrzyjmy się bliżej sugerowanej hipotezie generacji nowotworów z wykorzystaniem aparatury konceptualnej redukcjonizmu i holizmu. Omawiając tę samą ideę przez aparaty konceptualne różnych dyscyplin równolegle, dochodzimy wreszcie do punktu ich syntezy (zob. rys. 6), gdzie omawia się sprawę zarówno w kategoriach holizmu, jak i redukcjonizmu aparatury konceptualnej i gdzie się wzajemnie uzupełniają.

Z punktu widzenia hermeneutyki przestrzegamy filozofii "kręgu hermeneutycznego" według Schleiermachera (56) "[....] tak jak całość jest rozumiana z części, tak części mogą być rozumiane z całości. Zasada ta ma taką konsekwencję dla hermeneutyki i jest tak niepodważalna, że nie można nawet zacząć jej interpretować bez użycia".

Uniwersalne właściwości nowotworowe w ujęciu holistycznym

Odwołajmy się jeszcze raz do listy uniwersalnych właściwości nowotworowych, ale teraz, dodając kilka dodatkowych właściwości (sens tej procedury ujawnia się później), ocenmy ją z punktu widzenia holizmu. Co oznacza ocena jakiegokolwiek zjawiska z punktu widzenia holizmu? Oznacza to ocenę go jako systemu holistycznego na podstawie jego charakterystycznych właściwości. Odpowiadając na pytanie, jakie cechy charakterystyczne posiada system, możemy określić, do jakiego typu systemów należy. Określając typ systemu, możemy zrozumieć, zgodnie z jakimi prawami funkcjonuje i rozwija się.

Opisaliśmy już niektóre z tych właściwości systemu komórek nowotworowych, wymieniając uniwersalne fakty dotyczące raka. Teraz te uniwersalne właściwości muszą być dodane uniwersalne właściwości charakterystyczne dla normalnej komórki macierzystej jako komórki nowotworowej ma również te właściwości, jak każda inna komórka dzieląca. Żywa komórka jest systemem rozpraszającym (57).

Co to jest system rozpraszający? Synergetyka i ogólna teoria systemów odpowiadają na to pytanie. System rozpraszający jest systemem otwartym w stanie dalekim od równowagi termodynamicznej, wymagającym ciągłego dostarczania energii i wypromieniowywania nadmiaru energii do środowiska.

Inne właściwości systemu rozpraszającego to: nieliniowość działających procesów, dynamiczne zrównoważenie elementów jako komponentów systemu, nieodwracalność samoorganizacji struktur dynamicznych. Takie systemy rozpraszające o charakterze cyklicznym obejmują systemy o charakterze nieożywionym, takie jak reakcja Belousov-Zhabotinsky, komórki Bénarda, Brusselator, inne oscylatory. Czytelnicy zainteresowani tym zagadnieniem mogą zapoznać się z pracami Hermanna Hakena i Ilyi Prigogine (54) Systemy te mają charakter cykliczny. Takie cykliczne systemy powtarzające się w czasie obejmują cykl komórkowy. W tym miejscu ważne jest dla nas podkreślenie specjalności systemu komórek nowotworowych jako systemu rozpraszającego. Jest to ważne, ponieważ znając prawa natury, zgodnie z którymi takie systemy się rozwijają, możemy zrozumieć i opisać niestabilność systemu komórkowego zachodzącą w transformacji nowotworowej zgodnie z tymi prawami. Dzięki zrozumieniu tych praw natury, możemy wykrywać na czas i skutecznie leczyć raka. Niestabilność systemu walki z rakiem nie stanowi wyjątku od tej zasady.

Podsumujmy teraz w jednej liście wszystkie właściwości charakterystyczne dla systemu komórek nowotworowych:

1. System otwarty
2. Ciągłe zużycie energii zapewniające stan systemu daleki od równowagi termodynamicznej.
3. Ciągłe promieniowanie energetyczne (zużycie)
4. Nieliniowość działających procesów
5. Dynamiczne wyważenie elementów jako elementów składowych systemu
6. Samorzutna samoorganizacja z chaosu po krótkim okresie niestabilności generowanym pod wpływem dowolnego czynnika mającego wpływ na system.
7. Rak jest generowany z jednej komórki.
8. Rak jest generowany pod wpływem czynników rakotwórczych.
9. Rak jest generowany pod wpływem wirusów.
10. Przemiana nowotworowa ma miejsce podczas podziału komórek.
11. Pokolenie nowotworów jest stochastyczne.
12. Prawdopodobieństwo zachorowania na raka wzrasta wraz ze starzeniem się.
13. Rak jest nieodwracalny.
14. Rak jest postępujący (progresja guza).

15. Generowaniu nowotworów towarzyszy chaos wewnątrzkomórkowy (5).
16. (Morfologiczne modyfikacje komórki nowotworowej. (Takie modyfikacje mają miejsce nie tylko na etapie komórkowym, ale także na etapie molekularnym)
17. Modyfikacje metaboliczne - Choc oksydacyjny
18. Niestabilność genetyczna komórki nowotworowej (hipermutageneza i niezdolność komórki do utrzymania ciągłości jej genomu)
19. Zdolność komórki nowotworowej do adaptacji.
20. Modyfikacje epigenomiczne zachodzą w komórce nowotworowej.
21. Ekspresja onkogenów pociąga za sobą transformację nowotworową.
22. Wszystkie metody terapeutyczne stosowane w leczeniu nowotworów i uszkadzające cykl komórkowy są same w sobie kancerogenami.
23. Eksperyment Mintza: Jądro złośliwej komórki przeszczepionej do cytoplazmy komórki jajowej myszy pociąga za sobą rozwój normalnego płodu, a nie guza kiełku, jak można się tego spodziewać.
24. Większa część genów DNA nie jest wyrażona i jest "ciemną materią".
25. Im bardziej złożony jest obiekt biologiczny i im większa jest jego masa DNA, tym mniej aktywnych genów zawiera w stosunku do cichych genów.
26. Wirusy w obrębie komórki oddziałują na siebie poprzez dopełnienie i rekombinację genetyczną.
27. Wirusy są w stanie wprowadzić swoje geny do genomu komórkowego.
28. Zaczynając od jednej komórki, proces nowotworzenia rozciąga się na inne narządy i tkanki.

29. Kancerogeneza jest wieloetapowym procesem składającym się z poszczególnych okresów: inicjacji, promocji, konwersji i progresji (58).

Uderzający jest fakt, że cykliczny charakter, nieodwracalność działających procesów i ciągłe zasilanie w energię są również wymagane dla normalnej komórki. Jednak właściwości takie jak charakter generacji stochastycznej, generowanie nowego systemu komórkowego pod wpływem pewnych czynników, brak jest chaosu wewnątrzkomórkowego. Z tego można wywnioskować, że system komórki nowotworowej jest bardziej podobny do cyklicznych systemów rozpraszających o charakterze nieożywionym niż systemy molekularne zdrowej komórki. Dla systemu komórek nowotworowych, większa entropia # jeśli zrozumienie chaosu mierzy się w systemie dynamicznym pod tym terminem # jest charakterystyczna (59) niż dla systemu zdrowych komórek.

Różnica pomiędzy cyklicznymi reakcjami natury żywej i nieożywionej polega nie tylko na tym, że cykliczne reakcje żywej natury są replikatorami, a cykliczne reakcje natury nieożywionej nie są, ale także na tym, że cykliczne reakcje żywej natury uzyskały synergetyczne cykliczne reakcje energetyczne zdolne do akumulacji energii w postaci ATP utrzymując je w stanie odległym od równowagi termodynamicznej. Cykliczne reakcje nieożywionej natury wymagają ciągłego dostarczania energii z zewnątrz i nie są w stanie gromadzić energii.

W ten sposób na pytanie, czym jest życie, można odpowiedzieć w następujący sposób: Życie jest replikatorem molekularnym, ciągłym w czasie, będącym systemem rozpraszającym i w połączeniu synergicznym w jednostce z cyklicznym systemem zasilania w energię, zdolnym do akumulacji energii oraz zdolnym do ewolucji i adaptacji z powodu błędów replikacji.
Odwołując się nieco od tematu i rozwijając tę ideę, kwestia generacji życia nie tyle polega na tym, w jaki sposób powstał replikator - jak widzimy, reakcje cykliczne nie są rzadkością w naturze nieożywionej - ale raczej na tym, w jaki sposób replikator uzyskał system podtrzymywania życia, zdolny do akumulacji energii.

Wszystkie te teoretyczne dyskursy wydają się na pierwszy rzut oka zbyt odległe, ale są one bezpośrednio związane z problemem nowotworów. W szczególności problem perturbacji akumulacji energii w komórce nowotworowej zostanie ponownie omówiony w sekcji "Dystrybucja zasobów komórek po rozwidleniu".

Podsumowując, zarówno normalna, jak i złośliwa komórka posiada właściwości układu rozpraszającego (57) , ale w komórce nowotworowej właściwości układu rozpraszającego charakterystyczne dla układów o charakterze nieożywionym - chaotyczny charakter, nieliniowość przebiegających procesów, charakter stochastyczny - są wyrażone w większym stopniu niż w zdrowym.

Uniwersalne właściwości nowotworowe w ujęciu redukcjonistycznym

Jeśli holizm jest w stanie wyjaśnić uniwersalne właściwości nowotworowe, redukcjonizm, z drugiej strony, zasadniczo nie jest w stanie tego zrobić. Opisuje on tylko zachodzące procesy. Nie wykracza to poza wyjaśnienie generowania nowotworów przez mutacje DNA lub w kodzie epigenomicznym i generowania ścieżek sygnałowych nowotworów. Jedyną właściwością # jeszcze bardzo ważną - może, jeśli nie wyjaśnić, to przynajmniej dać mu determinację, jest genetyczna niestabilność. Niestabilność genetyczna jest kluczem do zrozumienia natury nowotworów oraz punktem, w którym można połączyć holizm i redukcjonizm. Jest to również ważne, ponieważ wyjaśnia kwestię procesów względnych i bezwzględnych w rozwoju nowotworu.

Co jest względne, a co jest absolutne w progresji nowotworów? W procesie kancerogenezy genotyp i epigenom komórek nowotworowych są względne. Każdy nowy klon komórek nowotworowych oznacza nowy genotyp i epigenom. Względne są również procesy adaptacyjne komórki nowotworowej do środowiska, wynikające z modyfikacji jej genotypu i epigenomu. Procesy te zmieniają się w czasie w wyniku postępu choroby nowotworowej. Genetyczny i epigenetyczny proces niestabilności jest absolutny. Nie ma nic bardziej stabilnego w rozwoju nowotworów niż niestabilność genetyczna i epigenetyczna. Jeżeli przyszła konstrukcja logiczna ma być stabilna, musi opierać się na stabilnym fundamencie, jakim jest niestabilność genetyczna i epigenetyczna.

Jest to postulat, do którego odnosimy się przygotowując nasz "posiłek" intelektualny.

Niestabilność systemu komórek nowotworowych

Niestabilność systemu komórek nowotworowych oznacza niestabilność całej komórki nowotworowej jako systemu holistycznego, a nie tylko niestabilność genetyczną jako jego indywidualną część. Niektóre typy nowotworów słabo wyrażały niestabilność genetyczną, ale silnie wyrażały fenotyp hipermutatora i niestabilność epigenomu. Ponadto, spadek ekspresji onkogenu jest czasami obserwowany podczas progresji onkogenu (42), co nie czyni guza mniej złośliwym. Niestabilność komórki nowotworowej powinna być oceniana jako całość, a nie przez jej poszczególne części. Konkludując z tych idei, po pierwsze, określamy niestabilność holistycznego systemu elementów w ujęciu holistycznym. Następnie przyjrzymy się genetycznej niestabilności komórki nowotworowej, ocenimy ją w kontekście ewolucji komórki eukariotycznej i w kontekście modyfikacji cyklu komórkowego pod wpływem czynników szkodliwych, a dopiero potem, podsumowując wszystkie elementy, określamy, jaka jest niestabilność systemu komórek nowotworowych i jak w tym przypadku interpretowana jest kancerogeneza.

Niestabilność w ujęciu całościowym

Niestabilność jest stanem systemu, w którym zachodzące w nim procesy charakteryzują się heterogenicznością i niejednoczesnością. Jeśli chodzi o niestabilność systemu z punktu widzenia ogólnej teorii systemów, w tym przypadku niestabilność jest generowana w systemach, które nie mają jednego wspólnego centrum, któremu elementy systemu są hierarchicznie podporządkowane, ale wiele centrów niszczących tę hierarchię.

Zgodnie z "zasadą monocentryzmu" stabilny system charakteryzuje się jednym centrum. Jeśli istnieje więcej niż jedno z takich centrów, system taki charakteryzuje się niestabilnością, zaburzeniami procesów koordynacyjnych i dezorganizacją. Takie skutki występują, gdy procesy zachodzą na siebie (60).

Dla systemów hierarchicznych charakterystyczne jest "prawo hierarchicznych rekompensat", które ustala fakt, że "rzeczywisty wzrost heterogeniczności na najwyższym etapie jest zapewniony przez skuteczne ograniczenie na etapach poprzedzających". (61) Z tego wynika, że "zwiększona różnorodność na niższym szczeblu hierarchii prowadzi do zniszczenia najwyższego poziomu organizacyjnego" (62) oraz że "brakujące ograniczenia [...] pociągają za sobą destrukturyzację całego systemu".

Inną ważną zasadą synergii wymaganą do zrozumienia procesów niestabilności jest zasada autonomii. Z synergii wiadomo, że różne rodzaje mogą uniknąć konkurencji, jeśli zajmują różne nisze ekologiczne (63). Zasada konkurencji ma zastosowanie nie tylko do rodzajów biologicznych, ale również do systemów fazy molekularnej (64). Nasza hipoteza o hipercyklu nowotworowym dotyczy również autonomii innego dodatkowego centrum organizacyjnego w granicach jednego systemu. Niestabilność z punktu widzenia synergetyki omówiono w sekcji "Limit cycle and cell repication cycle".

Niestabilność genetyczna komórki nowotworowej w ujęciu redukcjonistycznym

Niestabilność genetyczna oznacza, że komórka nie jest w stanie utrzymać ciągłości swojego genomu. W stanie niestabilności genetycznej, wiele mutacji zaczyna mieć miejsce w genomie, uszkodzenia DNA, które nie mogą być przywrócone przez system naprawy komórek. Ekstremalnym przypadkiem niestabilności genetycznej są złożone strukturalne anomalie chromosomowe określone ogólnym terminem chromoanageneza. Obejmują one chromotripsis i chromoplexy. Chromotripsis jest rodzajem złożonych modyfikacji genomu, gdy chromosom najpierw rozpada się na dziesiątki, a nawet tysiące części, a następnie te części są łączone w losowej kolejności (65). Autorzy twierdzą, że taki jednomentowy kryzys genomowy nie może powstać w wyniku stopniowego gromadzenia się mutacji w komórce. Nie skupiamy się dokładnie na różnicach i wspólnych właściwościach chromopleksji i chromotripsis, wskazujemy tylko te ważne dla naszej hipotezy. Wspólną cechą jest fakt, że chromotripsis oraz chromoplexy są związane z utratą DNA. Ich różnica polega na tym, że w przeciwieństwie do chromotripsis, chromoplexy może powtarzać się w trakcie rozwoju guza (66).

Jeśli komórka nie jest w stanie tego zrobić, istnieje czynnik lub czynniki, które uniemożliwiają jej wykonanie tego zadania. Należy zauważyć, że ten czynnik lub czynniki są pewnym procesem lub procesami. Normalna komórka dzieląca jest w stanie utrzymać swoją stabilność genetyczną poprzez naprawę uszkodzonych obszarów DNA. Jednak zdarzają się sytuacje, kiedy również w normalnej komórce liczba mutacji gwałtownie wzrasta o tysiące fałdów (do 10.000) (67) Taki proces zachodzi w ludzkich komórkach odpornościowych i nazywa się hipermutagenezą somatyczną. (67) Nie przyglądamy się bliżej mechanizmowi somatycznej hipermutagenezy, ale podkreślamy, że proces ten jest procesem aktywnym, tzn. wymaga oddziaływania specjalnego czynnika, a liczbę mutacji można porównać z ich liczbą w komórce nowotworowej. Należy dodać, że hiper-mutageneza somatyczna jest realizowana tak długo, jak długo czynnik ten jest aktywny. Jeżeli z jakiegokolwiek powodu czynnik ten nie zatrzyma się, to wystąpi sytuacja, która została już opisana w części "B) Wybór optymalnej metody rozwiązania": Powstaje struktura fraktalna, która w naszych słowach nazywana jest hipercyklem nowotworowym lub, wyrażona redukcjonistycznie, powstaje złośliwy chłoniak.

Zazwyczaj taka hiper-mutageneza komórek odpornościowych jest konieczna, ponieważ w przeciwnym razie nie istniałaby odporność przeciwnowotworowa, ponieważ nie nastąpiłaby ona na czas wraz z szybkością mutacji i tworzeniem nowych antygenów w guzie. Można zatem poprzeć wniosek, że liczba mutacji zachodzących w komórce nowotworowej może być spowodowana jedynie aktywnym procesem, a nie "akumulacją mutacji" spowodowaną wpływem czynników nowotworowych. Jest to drugi wniosek przemawiający za wpływem czynnika mutagennego o charakterze ciągłym. Pierwszy wniosek został sformułowany w części "Wybór optymalnej metody rozwiązania". Kancerogeneza jest dynamicznym procesem rozwijającym się w czasie. Nie jest możliwe wytłumaczenie tego jednorazowym zdarzeniem, np. mutacją jednego genu. Z punktu widzenia genetyki, rak jest ciągłą sekwencją wielu mutacji genowych.

Inne argumenty przemawiające za aktywnym mechanizmem kancerogenezy, które należy rozważyć, to modyfikacje enzymów naprawczych w przypadku raka i badania Hayflick. Po pierwsze, przyjrzymy się bliżej, które enzymy dokładnie spełniają funkcję naprawy DNA w komórce.

Częstotliwość mutacji podczas replikacji RNA i jednorzędowej replikacji DNA wirusów jest znacznie wyższa niż częstotliwość mutacji podczas replikacji DNA komórek dworzędowych. Można to wyjaśnić faktem, że dwuniciowa komórka DNA posiada mechanizm naprawczy dla uszkodzonego DNA prezentowanego przez fermenty takie jak polimerazy DNA, helikazy DNA, ligazy DNA, endonukleazy i polimerazy z rodziny Y. Tak więc termin "akumulacja mutacji" może sugerować naturalny mechanizm powstawania mutacji w komórce, którego nie da się wyeliminować za pomocą mechanizmów naprawy DNA.

W takim przypadku logicznym wyjaśnieniem może być brak ekspresji enzymów naprawczych DNA w komórce nowotworowej, a uzupełnienie tej luki może pociągać za sobą efekt antykancerogenny. Dane dotyczące naprawy modyfikacji ekspresji enzymów w przypadku raka są sprzeczne. Literatura wskazuje na brak oraz nadwyżkę ekspresji tych genów w przypadku raka. W przypadku, gdy brak ekspresji tych enzymów jest brany pod uwagę, naturalnie pojawia się następujące pytanie: Jaki jest mechanizm powstawania tego deficytu w przypadku raka? Hipotetycznie odpowiadamy na to pytanie w sekcji "Rozkład zasobów komórek po rozwidleniu", a teraz wyjaśniamy sytuację ze zwiększoną ekspresją enzymów naprawczych w przypadku raka. Mechanizm kancerogenezy jest często związany ze zwiększoną ekspresją przynajmniej niektórych z nich. Na przykład ekspresja polimerazy DNA jest zwiększona w przypadku raka przełyku (18). W komórkach nowotworowych zwiększa się również aktywność helikazy (19) i ligazy (38). Jeśli chodzi o teoretyczną możliwość wystąpienia efektu antykancerogennego w wyniku uzupełniania ekspresji enzymów naprawczych DNA, często obserwuje się coś przeciwnego: Zwiększona ekspresja enzymów naprawczych pociąga za sobą kancerogenezę. Na przykład, zwiększona ekspresja polimerazy DNA chroni komórki nowotworowe przed leczniczym działaniem cisplatyny (20) i radioterapii (68) enzymów naprawczych DNA, takich jak polimerazy z rodziny Y, nawet pociągają za sobą niestabilność genetyczną komórek nowotworowych, powodując amplifikację genów (69), tzn. faktycznie wspierają one kancerogenezę zamiast ją hamować.

Wnioskując z faktów omówionych powyżej, zwiększona ekspresja enzymów naprawczych DNA powinna być prawdopodobnie interpretowana jako odpowiedź na już trwający proces mutacji. I ten proces nie ma charakteru pasywnej akumulacji - w przeciwnym razie zostałby zakłócony przez enzymy naprawiające DNA - ale enzymu aktywnego i niezależnego od ekspresji tych enzymów. Jest to trzeci argument przemawiający za ciągłym oddziaływaniem czynnika mutagennego podczas kancerogenezy.

Dlatego też istnieją trzy argumenty przemawiające za tym, że proces kancerogenezy jest procesem aktywnym, wynikającym z ciągłego oddziaływania pewnego czynnika na cykl replikacji DNA komórek.

Na podstawie jednego z niekwestionowanych faktów dotyczących nowotworów, a dokładnie faktu, że rak powstaje z jednej komórki, powstaje pytanie, w którym miejscu komórki nowotworowej można zlokalizować ten stale wpływający czynnik? Wnioskując z teorii, że rak jest chorobą związaną z akumulacją mutacji w genach, a czynnik mutagenny jest wynikiem takiej akumulacji, eksperyment Mintza nie może być wyjaśniony (70 , 71). W eksperymencie Mintza, przeszczepienie jądra komórki nowotworowej w komórce jajowej myszy pociągnęło za sobą narodziny normalnego potomstwa, a nie powstanie guza kiełku, jak się spodziewano w przypadku istnienia i ekspresji takich mutujących genów.

Bardziej logiczne byłoby założenie, że ten aktywny i stale wpływający czynnik mutagenny znajduje się w cytoplazmie komórki nowotworowej, a nie w jej jądrze. Wtedy eksperyment Mintza można wytłumaczyć: Jądro komórki nowotworowej nie jest narażone na działanie tego czynnika po wyekstrahowaniu go z cytoplazmy, a jego DNA staje się genetycznie stabilne. Dlatego też po przeszczepieniu komórki jajowej do cytoplazmy, przywrócona zostaje normalna relacja jądro-cytoplazma i następuje normalny rozwój zarodka.
Eksperyment Mintza pokazuje również, że procesy epigenetyczne w cytoplazmie komórek nowotworowych determinują rozwój nowotworu. Nie ma więc sensu mówić o genetycznej niestabilności komórki nowotworowej jako o zjawisku indywidualnym. Niestabilność dotyczy całej komórki, w tym zachodzących w niej procesów epigenetycznych (rys. 7). Inni autorzy

dochodzą również do wniosku, że istnieje fenotyp mutatora, a nie gen mutatora (72).

Instability and genetic instability

The conceptual apparatus of synergetics	The conceptual apparatus of reductionism
Instability is a system state characterised by heterogeneity and non-simultaneous nature of each running process and all modifications as a whole.	**Genetic instability** means that a cell is unable to keep its genome continuous.

Instability of the holistic cancer cell system ≥ genetic instability

Rys. 7

Dla tego aktywnego procesu mutatora znajdującego się w cytoplazmie, wystarczy mieć niespecyficzny wpływ na cykl replikacji komórek DNA. Oznacza to, że nie może on ponownie kodować konkretnych genów. Takim przykładem jest niekodujące RNA. Niekodująca replikacja RNA sama w sobie powoduje niestabilność systemu komórkowego. Jest to jedna z istotnych różnic między hipotezą o hipercyklu nowotworowym a innymi hipotezami: Ważne jest, aby zrozumieć same procesy replikacji, ich dynamikę, a nie to, jakie mutacje dokładnie zachodzą w ich trakcie. Aby zrozumieć procesy kancerogenezy, wiedza na temat procesów samoorganizacji materiałów żywych i nieożywionych jest ważniejsza niż kodowanie specjalnych genów.

Jeśli ten czynnik mutagenny znajduje się w cytoplazmie komórek nowotworowych, pojawia się następne pytanie. Co zapewnia ciągłość tego czynnika? Oczywiście, mamy do czynienia z samonośnym procesem rozpraszania. Jednym z takich samonośnych procesów jest cykliczna reakcja replikacji kwasu nukleinowego. Podczas tej cyklicznej reakcji dochodzi do ciągłej reprodukcji mutagenów. Ta cykliczna reakcja musi być wspierana przez zasoby samej komórki, tj. zasoby replikacji DNA komórki.

Cykl Limit i cykl replikacji komórek

Każdy proces cykliczny, w tym cykl komórkowy, można sobie wyobrazić abstrakcyjnie jako cykl graniczny, tzn. zamkniętą krzywą (rys. 8) (54).

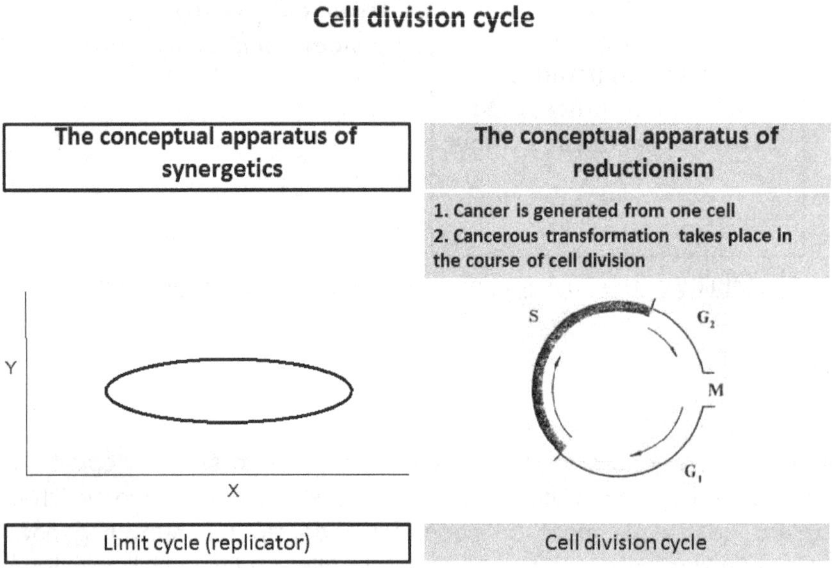

Rys. 8

Krzywa ta jest niczym innym jak graficznym obrazem replikacji DNA komórki przedstawionym jako zmienna modyfikująca w czasie. Biorąc pod uwagę, że życie jest replikatorem ciągłym w czasie (7), taka abstrakcja jest dość poprawna, ale biorąc pod uwagę fakt, że świadomie bierzemy pod uwagę model cyklu granicznego w celu uproszczenia zrozumienia dalszego materiału. Właściwie kopia nigdy nie jest całkowicie identyczna z oryginałem, a zatem replikator powinien być uważany za "dziwny atraktor" w postaci otwartej krzywej o trajektoriach bliskich trajektorii cyklu granicznego. Innym powodem, dla którego autor uważa replikator za cykl graniczny jest tradycja, że cykl komórkowy jest uważany za proces cykliczny, w którym implikuje się zamkniętą krzywą tego cyklu.

W rzeczywistości replikacja DNA komórek nie działa sama na siebie, ale odbywa się z udziałem podsystemów tworzących cykl replikacji. Ta zamknięta krzywa składa się z wielu komponentów, wielu zmiennych (strona 39, rys. 9, strzałki przerywane) (54).

W rzeczywistym cyklu komórkowym te zmienne składowe obejmują zespoły molekularne, np. białka stróża p53, cykliny, kinazy, czynniki wzrostu i inne organelle komórkowe biorące udział w replikacji DNA komórki w dowolny sposób. Cykl ograniczający jest atraktorem dla wszystkich jego elementów, do których wszystkie te elementy są przyciągane i do których przyciągane są ich własne trajektorie, i ma charakter dynamiczny.

To ostatnie oznacza, że funkcja przyciągania nie powinna być rozumiana jako coś mocno utrwalonego i z góry określonego. Trajektorie jego elementów mogą ulegać zmianie pod wpływem czynnika kontrolnego, tj. pod wpływem czynników zewnętrznych, w tym np. temperatury, promieniowania, wpływu czynników chemicznych itp. (strona 41, Rys. 10). Ponadto wahania i wrażliwość na warunki początkowe są charakterystyczne dla replikacji DNA, podobnie jak dla każdego systemu rozpraszającego, co determinuje stochastyczny charakter tego systemu (54).

Fakt, że cytoplazma normalnej komórki zawsze zawiera "odpady molekularne" w postaci RNA, DNA, wolnych elementów genetycznych lub cząstek DI, których obecności nie da się wyjaśnić jakąś istotną dla komórki funkcją, mówi, że te trajektorie nie są ściśle określone. Na przykład, cf DNA jest wydalany również przez normalne komórki przez wydzielanie. Jego wydzielanie jest wzmacniane przez krótki okres czasu podczas wysiłku fizycznego, a wydzielanie to nie jest związane z pęcherzykowymi formami wydzielania komórkowego. (73)

Ewolucja replikacji komórek z poszczególnych replikatorów do LECA (ostatniego wspólnego przodka Eukaryota)

Zgodnie z teorią ewolucji (7), przodek komórek eukariotycznych LECA powstał w wyniku połączenia różnych replikatorów. Po pierwsze, replikatory zostały przedstawione przez cząsteczki RNA (64) ("świat RNA"), które ewoluowały do replikatorów DNA, które są bezpieczniejsze w odniesieniu do błędów replikacji ("świat DNA"). Replikatory DNA oraz replikatory RNA połączyły się w jeden wspólny replikator LECA (ryc. 9).

W wyniku dalszej ewolucji z LECA, eukarioty włączyły dodatkowe replikatory DNA, które połączyły się z nimi w jedną całość przez endosymbiozę.

Evolution of cell cycle replication

Conceptual apparatus of synergetics

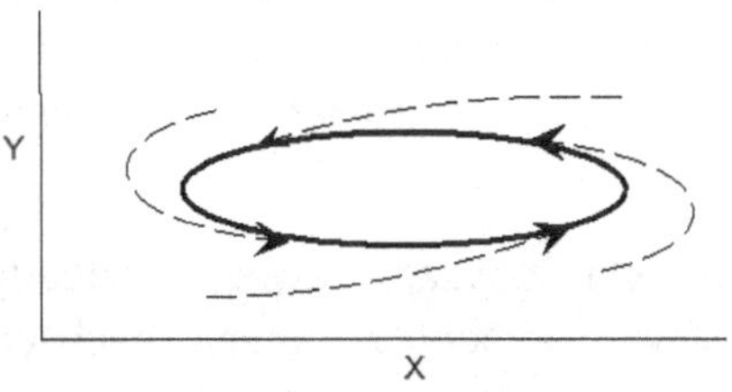

Conceptual apparatus of evolution theory

Symbiogenesis:

LECA (Last Eukaryote Common Ancestor):

mitochondria

From archaea: exosomes, ubiquitous signalling system, DNA replication and repair, transcription

From bacteria: pore complex, apoptosis mechanism

Hybrid of archaical and bacterial origin: chromatin, chromosomes, RNA interference

Rys. 9

Najbardziej designerski w tym sensie jest przykład mitochondriów. W trakcie procesu kancerogenezy dochodzimy do dalszych modyfikacji mitochondriów i innych przedziałów komórkowych. To samo połączenie nastąpiło w wyniku hipercyklicznego połączenia tych indywidualnych replikatorów molekularnych. Kiedy dwa replikatory się

połączyły, powstał hipercykl. Stąd masywny monopowielacz DNA nowoczesnej komórki eukariotycznej prezentowany był wcześniej przez wielocykliczny cykl replikatora-hypercyklu. Taka konstrukcja molekularna jest przodkiem monopowielacza i jest bardziej prymitywna w sensie ewolucyjnym.
Cząsteczka DNA jest atraktorem, tzn. czynnikiem organizującym duże zespoły cząsteczek wokół siebie, ich opakowanie (DNA origami) oraz sam proces replikacji. Atraktor jest sumą sił utrzymujących elementy systemu poza określoną orbitą. W oparciu o DNA odbywa się hierarchiczny, samoorganizujący się zespół biomolekularny zespołów molekularnych (74).

Złożone struktury komórkowe mogą być tworzone przez ten zespół. Na przykład, nanostruktury DNA mogą służyć jako rusztowania do lokalizacji peptydów, z generowaniem jednolitych nanopar w planarnych bi-layerach lipidowych (nanostruktury DNA mogą służyć jako rusztowania do układania peptydów w jednolite nanopary w planarnych bilayerach lipidowych). (75) Ten duży molekularny DNA, ten atraktor, jest tworzony przez siły przyciągania jądrowego i molekularnego o różnej intensywności: silne siły kowalencyjne, słabe siły Van der Waalsa i związki wodoru. Nici DNA są połączone słabymi związkami wodoru. Łatwo się rozpadają nawet przy podwyższonej temperaturze.
Jeśli sama masa DNA jest ciałem fizycznym, do którego przyciągane są mniejsze cząsteczki, może to już wyjaśniać zagadkę "ciemnej materii" DNA, tj. części DNA bez informacji genetycznej, tj. która nie jest wyrażona. Funkcja DNA polega nie tylko na przechowywaniu informacji genetycznej, ale również na organizowaniu porządku przestrzennego w złożonym systemie komórek molekularnych. Im większa cząsteczka DNA, tym więcej innych cząsteczek może przyciągnąć z powodu tych quasi-grawitacyjnych sił. Można tu zaobserwować analogię do luminarzy w kosmogonii. Im większe światłoczułe, tym więcej akompaniatorów może utrzymać w swoim polu przyciągania. Tak jak luminarze z siłami grawitacyjnymi tworzą fale grawitacyjne w makroświecie, tak cząsteczki z siłami Van der Waalsa tworzą wahania fal w mikroświecie (76).

Porównując rozmiary DNA różnych organizmów jednokomórkowych, zauważamy, że te same zasady można zaobserwować: Im większa cząsteczka DNA, tym większy rozmiar komórki, w której znajduje się to DNA. Komórki bakteryjne i eukariotyczne różnią się wielkością o tysiące razy. Ludzkie DNA osiąga 1 metr, jeśli jest rozciągnięte do pełnej długości (77).

Modyfikacja cyklu replikacji komórek pod wpływem czynników rakotwórczych. Rozwidlenie replikatora. Hipoteza o hipercyklu nowotworowym.

Jeśli jakikolwiek czynnik uszkadzający (rys. 10), nazywany czynnikiem wiodącym w synergetyce, ma wpływ na tak dużą cząsteczkę DNA, związki wodoru, które są słabe, jak stwierdzono wcześniej, są stosunkowo łatwo zakłócane.

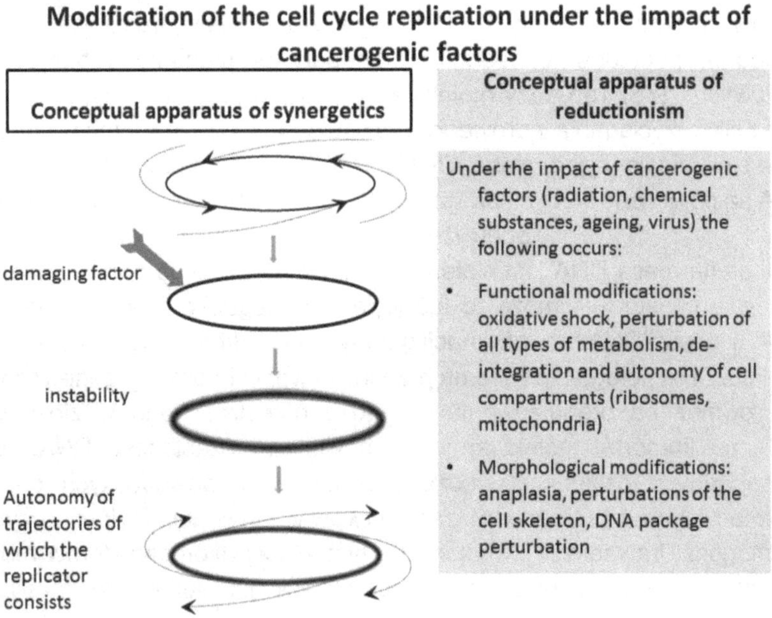

Rys. 10

Należy tu wspomnieć, że terapia ukierunkowana na leczenie nowotworów może być również czynnikiem uszkadzającym, jeżeli ten preparat zakłóca cykl komórkowy. Może to wyjaśniać np. wywołanie nowotworu złośliwego przez promieniowanie radioaktywne.

W wyniku takiego uderzenia powstają krótsze cząsteczki, które jednak pozostają w polu przyciągania tego dużego DNA z powodu sił przyciągania Van der Waalsa. Należy dodać, że około połowa ludzkiego genomu składa się z elementów przenoszalnych lub ruchomych elementów genetycznych, MGE (78)   Są to ruchome elementy genetyczne, rzędy DNA, które mogą przenosić się w obrębie genomu. Innymi słowy, nie są one również wystarczająco mocno powiązane z DNA komórek.

Generowanie pewnej liczby tych elementów krótszych niż pełne DNA powoduje, że cykl replikacji staje się niestabilny, "luźny"; trajektorie ich składników nie są już ściśle związane z atraktorem - DNA. Sam atraktor DNA przestaje być zwartą strukturą. Tak więc, na przykład dekondensacja chromatyny zachodzi w komórkach pod wpływem etopozydu, który jest oznaczany metodą mikroskopii lokalizacji superrozdzielczości (79). Luźność" cyklu replikacji wyraża się również w postaci chromopleksji i chromotripsis, o których mowa w rozdziale "Niestabilność genetyczna komórki nowotworowej w ujęciu redukcjonistycznym".

Proces przenoszenia części jądrowego DNA do cytoplazmy komórkowej jest kontynuacją procesu niestabilności DNA komórki. W przypadku raka dochodzi do przeniesienia DNA do cytoplazmy komórkowej. Kiedy chromosomy pozostają w tyle podczas anafazy, często tworzą struktury zwane mikrojądrami. Koperty otaczające te mikrojądra są podatne na pęknięcia, co prowadzi do ekspozycji ich zawartości genomicznej na cytozol. Stąd cytosoliczne dsDNA pojawia się w cytoplazmie komórek nowotworowych (80) Takie jądrowe przenoszenie DNA ma miejsce nie tylko w przypadku raka, ale także w trakcie starzenia się (81).

Nie tylko DNA, ale także inne elementy normalnie zlokalizowane w jądrze komórkowym są przenoszone do cytoplazmy; na przykład wielofunkcyjny nukleolar chaperoneNPM1 w ostrej białaczce szpikowej (AML) (82).

Oprócz przenoszenia DNA jądrowego do cytoplazmy wraz ze starzeniem się, starzejąca się komórka przechodzi w tryb fenotypu sekretu związanego z senescencją (83), w którym powiększa i wydziela substancje biologicznie czynne. Poza tworzeniem zewnętrznych przesłanek dla rozwoju nowotworu w postaci fibroblastów, które chronią komórkę przed odpornością, w takiej komórce zachodzą przesłanki dla rozwoju hipercyklu nowotworowego spowodowanego samoorganizacją: DNA i enzymy obecne w cytoplazmie.

Fakt skrócenia telomerów jest również argumentem przemawiającym za utratą DNA. Skrócenie to ma miejsce nie tylko wraz ze starzeniem się (84), ale także w przypadku nowotworów. W przypadku raka skróceniu temu towarzyszy zwiększony poziom pozakomórkowych kwasów nukleinowych (41).

Inni autorzy wspominają również o zwiększonym poziomie pozakomórkowych kwasów nukleinowych w różnych typach nowotworów (85, 86). Biorąc pod uwagę fakt, że replikacja DNA komórek nie jest wykonywana sama w sobie, ale odbywa się z udziałem podsystemów, szereg wymienionych powyżej komponentów cyklu replikacji, bardzo logiczną konsekwencją procesu deorganizacji i autonomizacji jest nie tylko "rozluźnienie" samej cząsteczki DNA, ale także zaburzenie trajektorii tych komponentów. Niestabilności replikatorów towarzyszy zatem również funkcjonalna i morfologiczna modyfikacja komórek. Modyfikacje funkcjonalne następują w wyniku uczuć w pomieszczeniach: Następuje dekoordynacja i zakłócenie reakcji biochemicznych i wszystkich rodzajów metabolizmu (13, 87, 88, 89). Dezintegracja i autonomizacja samych przedziałów komórkowych ma miejsce: rybosomy, mitochondria. W rybosomach biogeneza jest modyfikowana (34, 35), ich liczba wzrasta (34), a mitochondria uzyskuje mobilność, zdolność do przenoszenia się z jednej komórki do drugiej w przypadku kontaktu komórkowego, tzn. w istocie dochodzi do stanu, w którym znajdowały się one przed generacją LECA (91).
Modyfikacje morfologiczne przedstawia perturbacja szkieletu komórkowego (92), wrzeciona komórkowego (93), anaplasy, perturbacja opakowania DNA, perturbacja progowa złożonej morfologii, z perturbacją białek transportowych RNA, Nup214 i Nup88 (39), co z kolei pociąga za sobą perturbację transportu między jądrem a cytoplazmą oraz zwiększoną dezintegrację "świata DNA" i "świata RNA", a także wzmocnioną dezintegrację "świata RNA". W wyniku wygenerowanej niestabilności replikator jest dzielony do dwóch replikatorów przez rozwidlenie (Strona 44, Rys. 11).

Replicator bifurcation

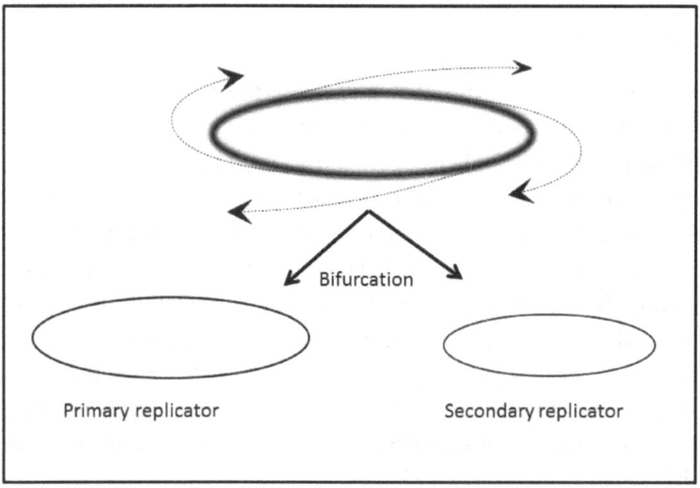

Rys. 11

Taka dynamiczna struktura jest generowana w jednej z komórek macierzystych, wynikającej z mitozy komórki macierzystej po wpływie czynnika rakotwórczego na proces mitozy. Losy takich równoległych cykli granicznych mogą mieć różne formy dynamiczne. Może stać się mobilnym elementem genetycznym i rozprzestrzeniać się jako wirus lub przetrwać jako wirus w rybosomach (94), może ulec degradacji i przestać istnieć, może wchodzić w interakcję z innym wtórnym cyklem granicznym. Sposób rozwoju takiego wtórnego replikatora zależy od jego względnej niezależności od replikatora pierwotnego oraz od fazy cyklu komórkowego, w którym nastąpiło rozwarstwienie. Autonomia ta umożliwia replikatorowi drugorzędnemu stawienie czoła konkurencji z replikatorem pierwotnym i rozwój z przyciągnięciem dodatkowych zasobów, które mają być wzmocnione. Zasada autonomii jest wymieniona w sekcji "Niestabilność w ujęciu holistycznym", a my wspominamy ją ponownie w sekcji "Ewolucja hipercyklu kancerogenicznego w czasie". Etapy kancerogenezy". W odniesieniu do etapów cyklu komórkowego, w przypadku, gdy mitoza zostaje przerwana na etapie telopfazy w wyniku wpływu czynnika uszkadzającego (Pacitoxel) na wrzeciono komórkowe, następuje rozwidlenie do dwóch już utworzonych jąder komórek, które pozostają w komórce, ale nie ma miejsca całkowite oddzielenie od komórki macierzystej i córki. Komórka łączy gigantyczny cykl komórkowy, któremu przyjrzymy się bliżej w sekcji "Gigantyczny cykl komórkowy jako hipercykl nowotworowy".

Należy wspomnieć, że teoria generowania wirusów endogenicznych jest dominującą teorią generowania wirusów, a jako typ tej teorii, teorią proretrowirusową, która wyjaśnia generowanie wirusów RNA z ruchomych elementów genetycznych (95). Za tą teorią przemawia również fakt, że komórki onkogenów są ściśle związane z wirusowymi onkogenami i są zmodyfikowanymi wariantami normalnych genów. Ponadto prowirusy DNA i prowirusy RNA, które mogą służyć jako podstawa dla takiego równoległego cyklu granicznego mutagenu, są zintegrowane w genomie komórkowym (96). Z drugiej strony, fakty te można interpretować w inny sposób: Wirusy i genom są ze sobą powiązane i stanowią elementy całościowego systemu. Za tym przemawia fakt, że współrozwojują się z gospodarzami przez miliony lat (97). Wymienione wcześniej elementy możliwe do przeniesienia podzielone są na dwie grupy: transpozony DNA i retroelementy DNA (78). Retroelementy w bakteriach, archaeach i ich wirusach różnicują geny kodujące białko poprzez mechanizm odwrotnej transkryptazy, a tym samym zapewniają przyspieszoną ewolucję i adaptację komórek (98). Stąd, w przypadku możliwej replikacji elementów przenoszonych w cytoplazmie komórkowej, mają one taki sam wpływ na ludzki genom jak u bakterii.

Należy jednak wspomnieć, że wtórny cykl graniczny nie jest replikacją wirusa w pełnym tego słowa znaczeniu. Brakuje w nim syntezy składników wirusa, takich jak białko i otoczka lipidowa. W tym sensie przypomina to bardziej replikację wiroidów - struktury bez wymienionych wyżej składników - lub replikację rybozymu. Cykl wtórnego ograniczenia może przybierać różne formy również wtedy, gdy nie możemy być pewni, z którą dokładnie formą wirusopodobną mamy do czynienia, ale lubimy wyrażać cykliczne zjawisko replikacji tej formy wirusopodobnej esencji w języku wirusologicznym; nazywamy ją quasi-wytrzymałością wirusa, co oznacza jedną z wyżej wymienionych form.
Należy wspomnieć, że oprócz bifurkacji replikacji cyklu granicznego DNA komórek, istnieje jeszcze jeden mechanizm generowania cyklu granicznego. Jest to samoorganizacja cytoplazmy komórkowej "odpadem molekularnym" w postaci dowolnych elementów zdolnych do replikacji wymienionych powyżej, podobnie jak infekcja komórkowa przez współ-wirus.

Te dwa replikatory powstałe w wyniku rozwidlenia oddziałują w ramach jednego systemu. W tym przypadku system nabywa właściwości, które posiadali jego poprzednicy przed utworzeniem komórki eukariotycznej, tj. z przedkomórkową przeszłością ewolucyjną. Tutaj mamy do czynienia raczej z ewolucją procesów molekularnych niż form molekularnych. Te procesy ewolucyjne przetrwały do dziś albo w postaci interakcji wirusów, albo, zgodnie z naszą hipotezą, w postaci ewolucji komórek nowotworowych, których system komórkowy jest również hipercyklicznym cyklem. Co to jest hipercykl? W rozdziale "Ewolucja hipercyklu nowotworowego w przestrzeni" podajemy rozszerzone oznaczanie hipercyklu, ale dając krótkie oznaczenie, hipercykl jest reakcją cykliczną (tutaj replikatory) zorganizowaną w taki sposób, że produkty uboczne jednej reakcji są katalizatorami dla drugiej, a ta druga reakcja wytwarza katalizator dla pierwszej.

Dystrybucja zasobów komórkowych po rozwidleniu

Będąc w granicach jednego systemu, dwa replikatory muszą oddziaływać na siebie (Rys. 12).

Resources distribution in a normal and a cancerous cell

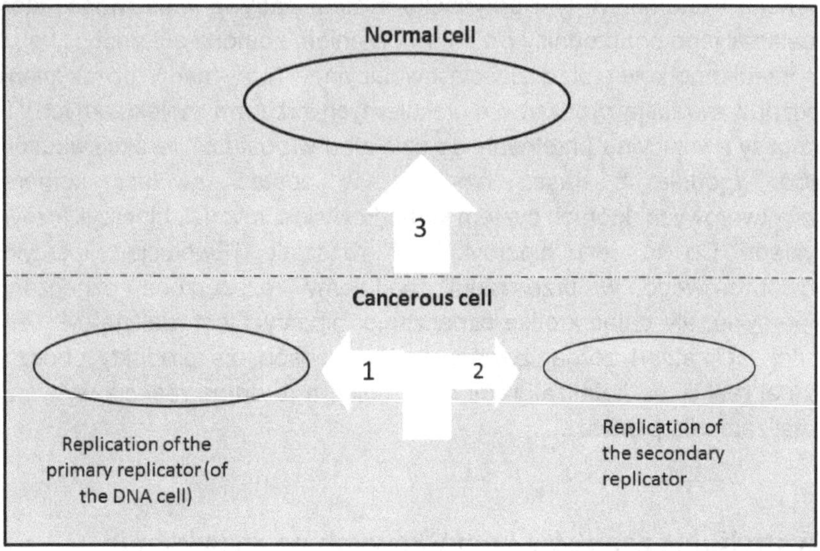

Rys. 12

Ta interakcja może mieć miejsce bezpośrednio i pośrednio. Interakcja pośrednia ma miejsce w związku z konkurencją o zasoby całego systemu (rys. 12, numer 3), a interakcja bezpośrednia ma miejsce w związku z wymianą elementów składowych tych cykli granicznych (rys. 12, numery 1 i 2).

W ujęciu redukcjonistycznym, niestabilność genetyczna spowodowana wpływem pośrednim wyraża się w zmniejszeniu naprawy DNA spowodowanym niską podażą energii spowodowaną beztlenową glikolizą i utratą rybosomów, które są zajęte wspieraniem replikacji RNA replikatora wtórnego.

Jeśli w zdrowej komórce macierzystej wszystkie zasoby mają na celu jedynie wspieranie stabilności genetycznej procesu replikacji, to w komórce nowotworowej są one dzielone na poszczególne strumienie. Jeden strumień ma na celu wspieranie replikacji wtórnych replikatorów, a drugi strumień ma na celu wspieranie strumienia pierwotnego, tj. podziału samej komórki.
Konsumowanie zasobów energetycznych komórek, jak również zasobów

komórkowych związanych z translacją białek w rybosomach - rybosomy są zajęte produkcją enzymów niezbędnych do cyklu wtórnego ograniczenia - ten cykl wtórnego ograniczenia może powodować zaburzenie mechanizmu naprawy DNA poprzez tłumienie jego aktywności enzymów naprawczych na pewnym etapie kancerogenezy. W literaturze opisano tłumienie aktywności enzymów naprawczych oraz ich zwiększoną aktywność w przypadku raka na przykładzie polimerazy DNA (99).

Sytuacja jeszcze się pogarsza, jeśli bioenergia komórek nowotworowych jest zaburzona, kiedy fosforylacja oksydacyjna zmienia się w beztlenową glikolizę, co pociąga za sobą jeszcze większy deficyt zasobów energetycznych.

Inni autorzy wspominają również o znaczeniu dynamicznego bilansu energetycznego między jądrem a funkcjami mitochondriów w procesie kancerogenezy (100). Interakcje pomiędzy funkcjami jądra i mitochondriów indukują mechanizm utrzymania stabilności wewnętrznej energii komórkowej zgodnie z pierwszym prawem termodynamiki w komórkach zdrowych oraz zmieniają mechanizmy utrzymania stabilności wewnętrznej energii komórkowej, tworząc stacjonarny stan przejściowy zdolnych komórek w quasi-stacjonarne stany ostrego zapalenia, przechodząc następnie w przewlekłe zapalenie, a następnie przekształcając się w metabolizm nowotworów (100). Te quasi-stacjonarne stany patologiczne są niczym innym, jak tylko stanem wielostabilnym. Zostanie ona wymieniona poniżej w sekcji "Kaskada rozwidlenia".

W części "Uniwersalne właściwości nowotworowe w ujęciu holistycznym", podając determinację życiową, wspomnieliśmy, że jego ważną właściwością jest system zaopatrzenia w energię zdolny do akumulacji energii. Tutaj widzimy perturbację tego systemu, która wskazuje na bardziej prymitywną organizację i większe podobieństwo komórki nowotworowej do systemów rozpraszających o charakterze nieożywionym, gdzie takiego systemu całkowicie brakuje, a stąd mogą one istnieć tylko przy ciągłym zasilaniu energią z zewnątrz. Złośliwy guz jako bardziej prymitywny układ rozpraszający o większej entropii niż normalna komórka jest również pułapką energetyczną dla organizmu, zużywając jego zasoby. Fakt, że mitochondria ze zdrowych komórek środowiska dostają się do komórki nowotworowej w przypadku kontaktu komórkowego potwierdza ten pomysł (21). Ponadto, tłumienie ekspresji enzymów naprawczych może mieć miejsce z powodu epigenomicznego wpływu wtórnego cyklu granicznego na DNA komórek. W wyniku takiej redystrybucji zasobów następuje jakościowa modyfikacja samych przedziałów uczestniczących w dostawach energii i zbieraniu struktur molekularnych: Zmodyfikowano funkcje biogenezy rybosomów (34) i mitochondriów (101). Wykazano, że perturbacja funkcji mitochondriów pociąga za sobą wzrost mutacji w jądrze komórkowym (102).

Idea interakcji dwóch replikatorów w granicach jednego systemu komórkowego jest poparta przykładami interakcji pomiędzy replikacją komórkową i replikacją wirusa jako dwie konkurujące ze sobą jednostki nie związane hipercyklicznym połączeniem. Tutaj wirusy mają następujący wpływ na komórkę:

1. Wirusy blokują procesy transkrypcji (104)
2. Wirusy wywołują przewlekłe stany zapalne w komórce (104).
3. Wirusy tłumią apoptozę (105, 106)
4. Wirusy aktywują mitozę; czynnikiem powodującym taką aktywację nie jest mutacja komórek DNA, ale proces rozwoju wirusa w samej komórce (107).
5. Wirusy endogeniczne sprzyjają rozwojowi oporności na leki (108)

Dlatego nawet prosta konkurencja pomiędzy replikatorem wtórnym w postaci wirusa w komórce z replikatorem pierwotnym pociąga za sobą wygenerowanie w nim pewnych właściwości charakterystycznych dla raka. W szczególności (ryc. 13) stan zapalny sprzyjający rozwojowi nowotworów oznaczony numerem 10, opieranie się śmierci komórki oznaczonej numerem 1, aktywacja mitozy pod numerami 2 i 3, rozwój oporności leczniczej numer 9.

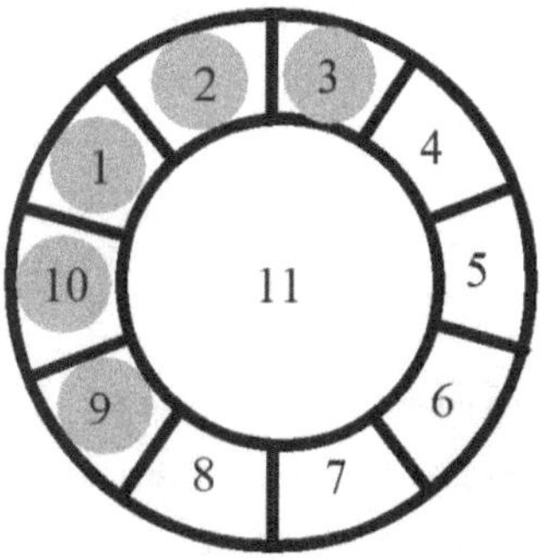

1- Resisting cell death
2 - Sustaining proliferative signaling
3 - Evading growth suppressors
4 - Aktivating invasion and metastasis
5 - Enabling replicative immortality
6 - Inducing angiogenesis
7 - Deregulating cellular energetics
8 - Evoiding immune destruction
9 - Development of medicinal resistance
10 - Tumor promoting inflamation
11 - Genome instability and mutation

Rys. 13

Wspomnijmy, że w przypadku apoptozy wirusy nabywają zdolności do przetrwania, a w rezultacie złośliwości komórek.

Stąd nawet proste istnienie wtórnego replikatora ma wpływ epigenetyczny na komórkę, która następnie nabywa pewne właściwości niestabilnego systemu komórkowego komórki nowotworowej należącej do faktów niepowszechnych.

Interakcja replikatorów na przykładzie interakcji wirusów

Bezpośrednie oddziaływanie dwóch replikatorów można badać na przykładzie oddziaływania wirusów. Wirusy mogą wchodzić w interakcję poprzez dopełnienie i rekombinację genetyczną (ryc. 14).

Uzupełnieniem jest interakcja wirusów, gdy jeden z nich lub oba dostarczają sobie brakujące białka w celu reprodukcji i rozwoju.

Rekombinacja genetyczna to wymiana materiału genetycznego pomiędzy dwoma wirusami (96) .

Zmieniając jednego wirusa na schemat (Rys. 14) na replikator pierwotny, mamy schemat interakcji replikatora wtórnego i pierwotnego. Taka interakcja dwóch replikatorów jest hipercyklem.

Interaction of two replicators on the example of viruses

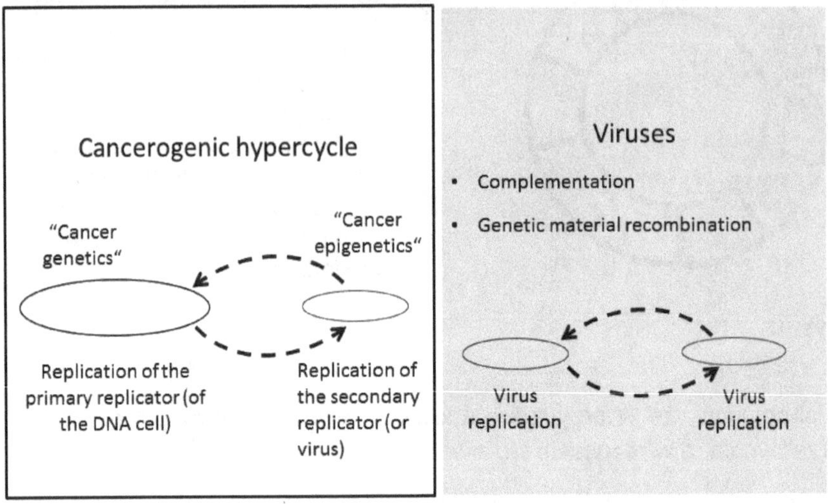

Rys. 14

Oczywiście taki wtórny replikator może powstać w wyniku bezpośredniego zakażenia komórkowego, a nie tylko w wyniku rozwidlenia. Przykładem jest wirus mięsaka Rous, retrowirus powodujący mięsak u kurcząt lub ludzki herpeswirus gamma 4 (wirus Epstein-Barr (EBV)) powodujący chłoniaka Burkitta. Kinazy białkowe tyrozynowe kodowane przez wirusa mięsaka Rous powodują transformację komórkową i nazywane są onkoproteinami (109). Można z tego wywnioskować, że nie tylko kwasy nukleinowe, ale także białko wytwarzane przez replikator wtórny może mieć działanie rakotwórcze.

Prawdopodobnie herperwirus związany z mięsakiem Kaposiego jest również takim wtórnym replikatorem. Jedna z wymienionych właściwości niestabilności systemu jest dla niego charakterystyczna: autonomizacja. Wirus opryszczki mięsaka Kaposiego wspiera się ekstrachromosomalnie i w tym sensie może być uważany za wtórny replikator, dla którego charakterystyczna jest autonomia w komórce (37).

Stworzony raz, hipercykl wspomaga stan wielostabilności całego systemu komórki nowotworowej i zapewnia jej zdolność do wysokiej adaptacji z powodu ciągłej niestabilności genetycznej. Z punktu widzenia ewolucji cyklu komórkowego jest to krok wstecz do czasów istnienia replikatorów wielocyklicznych i nowej, przed-eukariotycznej formy życia. Należy wspomnieć, że wtórny replikator - tu wirus - replikuje w sposób ciągły i niezależny od faz cyklu komórkowego (109).

Rekombinacja, gdy DNA replikatora wtórnego ma wpływ na replikator pierwotny, musi mieć dość silne działanie mutagenne. DNA pozakomórkowe cf DNA mają wpływ mutagenny na komórki organizmu (17).

W oparciu o hipotezę, według której cf DNA są produktami replikatora wtórnego, możemy zadać następujące pytanie. Jeśli cf DNA mają wpływ mutagenny na zdrowe komórki środowiska, jak silny jest wewnątrzkomórkowy wpływ na DNA samej komórki nowotworowej, biorąc pod uwagę, że ich wewnątrzkomórkowe stężenie jest znacznie wyższe niż pozakomórkowe? Nie ma jeszcze precyzyjnej odpowiedzi na pytanie o generację DNA (17). Faktem jest, że ich zwiększone stężenie jest związane z chorobą nowotworową. Faktem jest również zwiększone wydzielanie egzosomów przez komórkę nowotworową (14,15). Obecność DNA w egzosomach jest również faktem. Jednak ich dokładne pochodzenie jest nadal niejasne. Na przykład, nie można wykluczyć, że są one generowane w wyniku martwicy i rozpadu komórek. Niemniej jednak, możemy sugerować wiarygodne domniemanie ich wydzielania przez komórki nowotworowe. Takie założenie jest jeszcze bardziej prawdopodobne, ponieważ komórki nowotworowe HeLa i A431 (ludzka linia komórek raka płaskonabłonkowego) in vitro również wydzielają kwasy nukleinowe do środowiska (111).

Taka wymiana dwóch replikatorów jest dość wiarygodnym wytłumaczeniem nie tylko dlatego, że ma miejsce podczas interakcji wirusowej. Skrzyżowanie jest również obserwowane w mejozie eukariotycznej. Bakterie mają również proces rekombinacji materiału genetycznego. Biologicznym znaczeniem rekombinacji umożliwiającej organizmom ciągłą adaptację do aktualnego środowiska we wszystkich podanych przykładach jest ewolucyjna zmienność genetyczna. Tutaj takim organizmem jest komórka nowotworowa, która dostosowuje się do aktualnego środowiska, w jakim żyje cały organizm wielokomórkowy, poprzez mechanizm hipercykliczności nowotworowej, którego składnikiem jest rekombinacja genetyczna.

Innym sposobem interakcji dwóch replikatorów jest edycja RNA i alternatywne łączenie. W komórkach nowotworowych modyfikowana jest edycja RNA (112 ,113 ,114 ,115). Ponieważ edycja RNA jest ściśle powiązana z alternatywnym łączeniem (116), jest ona również modyfikowana odpowiednio w komórkach nowotworowych (117).

Wynikiem zaburzeń w edycji RNA jest wytwarzanie konkurencyjnych endogennych RNA (ceRNA), które powodują tłumienie genów tłumiących nowotwory (118). Te ceRNA nie są tłumione przez interferencję RNA za pomocą represji za pośrednictwem mikroRNA. Ogólnie rzecz biorąc, generacja ceRNA jest zgodna z naszą hipotezą o hipercyklu nowotworowym, jeśli zakłada się ich zdolność do replikacji i utrzymania struktury molekularnej wystarczająco ciągłej do takiej replikacji.

Mechanizm edycji RNA nie został jeszcze w pełni zbadany. Wiadomo jednak, że jest on wszechstronny i że uczestniczą w nim enzymy oraz niektóre typy RNA, a także, że może występować zarówno w wirusach, jak i w mitochondriach (119, 120). Ponieważ replikator wtórny może być prezentowany przez oba z nich (patrz sekcja "Możliwe typy replikatorów wtórnych"), nie można również wykluczyć takiej formy interakcji replikatorów. Najprawdopodobniej taki typ interakcji występuje w typach nowotworów o fenotypie hipermutacji.

Informacje zwrotne generowane pomiędzy dwoma replikatorami stabilizują system i czynią go dynamicznym i wysoce elastycznym. Genetyczne modyfikacje generowane w takim systemie bicyklicznym są dość głębokie. Kariotyp komórki nowotworowej jest modyfikowany w takim stopniu, że niektórzy badacze przyjmują raka dla nowej formy życia (gatunku) (121). W komórkach nowotworowych, geny ryb, które należą do innej klasy zwierząt, zaczynają się wyrażać (122). Komórki nowotworowe nabywają nawet właściwości bakteryjne, tj. z innej dziedziny. Na przykład komórki raka gruczołu mlekowego nabywają zdolność do magazynowania azotu z amoniaku, co nie jest charakterystyczne dla eukariotów (13). Jeśli chodzi o komórkę nowotworową jako nowy gatunek, jak widzimy, trudno jest sklasyfikować ją według nowoczesnego systemu biologicznego. Komórka nowotworowa jest rzeczywiście nowym gatunkiem, ale w tym sensie, że system komórek nowotworowych jest replikującą strukturą cykliczną, w przeciwieństwie do normalnej komórki, która jest strukturą monocykliczną. W sensie ewolucyjnym jest to starszy typ systemu replikacyjnego, system hipercyklowy.

Jako jedna z nowych form życia, rozwój komórek nowotworowych jest nieodwracalny. Wyraża to jedną z właściwości nowotworowych jako system rozpraszający. Oprócz interakcji z wirusami, taką hipercykliczną strukturę można zaobserwować w układzie bakteria-plazmid. Niektóre elementy takiej interakcji można zobaczyć na przykładzie skrzyżowania. Wspomnijmy, że replikator-plazmid replikator bakterii - hipercyklator, jak również replikator komórek DNA - replikator drugorzędny są asymetrycznymi systemami dwupierścieniowymi. Asymetria jest charakterystyczna dla systemów zdolnych do ewolucji i adaptacji. Dotyczy to np. dimorfizmu płciowego w układzie populacji gatunków (123) lub asymetrii mózgu (124). W niniejszej książce nie skupiamy się na pytaniu, dlaczego asymetria w systemach prezentowanych przez organizmy żywe zapewnia ewolucję i adaptację. Jeśli jesteście Państwo zainteresowani tym pytaniem, proszę odnieść się do prac Geodakyan V. A. wymienionych w referencjach (123, 124). Dla nas ważne jest podkreślenie tego faktu.

Pod wpływem wtórnego replikatora na genom komórkowy, mutageneza może być obserwowana tam, gdzie zdecydowana większość mutacji ma charakter neutralny (72). Taka modyfikacja genomu ma miejsce zgodnie z teorią neutralnej ewolucji molekularnej (7). Mutacje takie tworzą rezerwuar odmian, który może być wykorzystywany przez selekcję naturalną, gdy warunki środowiskowe ulegają zmianie (7) Z drugiej strony, takie oddziaływanie powoduje mutacje, które powodują rozwój nowotworu. Interesujący jest fakt, że mutacje te są homologiczne nawet w różnych typach nowotworów. Na przykład mutacje tych samych genów EGFR, VEGFR, PDGFR, BCR-Abl, KIT można zaobserwować w różnych typach nowotworów. Stąd, w wyniku takiego wtórnego oddziaływania replikatora, genom komórkowy reaguje poprzez ekspresję genów w pewnych "słabych punktach". Porównując perturbację epigenomu tego samego typu nowotworu, ale u różnych gatunków są one niemal identyczne. Na przykład, wzór epigenetyczny mutacji raka jelita grubego człowieka odpowiada wzorowi metylacji DNA raka jelita grubego myszy (125). W tym sensie rak jako nowa forma życia (gatunek) ma charakter bardziej uniwersalny i tym samym starszy niż współczesne gatunki.

Bifurkacje kaskadowe

W odniesieniu do procesu rozpadu układu rozpraszającego pokazanego na slajdzie jako kaskada rozwidleń, widzimy, że taki układ składający się z dwóch replikatorów jest wielostabilny (na Rys. 15 obszar oznaczony linią przerywaną na schemacie. Strona 54). Może istnieć tylko do następnych rozwidleń, które sprawiają, że system jest chaotyczny. W ujęciu redukcjonistycznym oznacza to, że komórka traci zdolność dzielenia i umiera, nie będąc w stanie utrzymać swojej samoorganizacji.

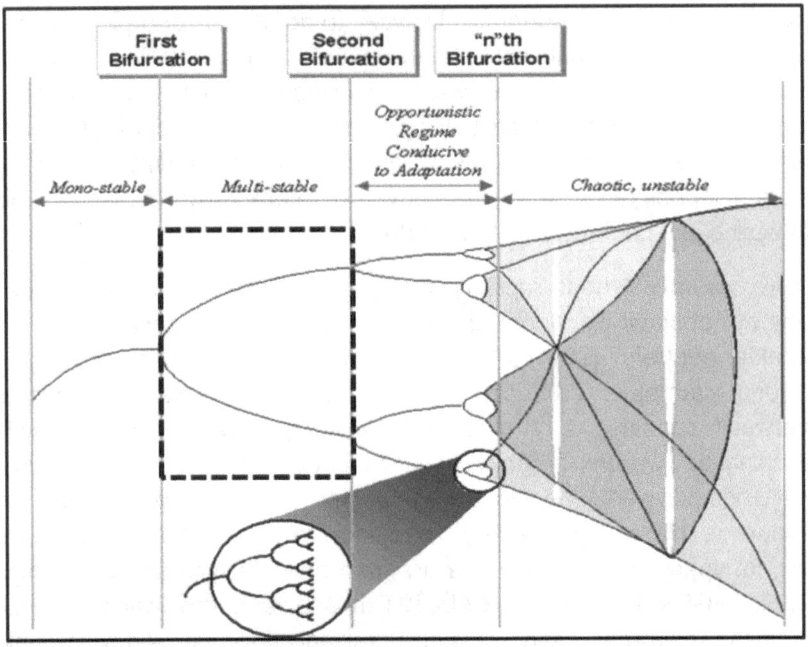

Rys. 15

Jednak więcej niż dwa replikatory mogą być obecne w komórce, ale może ona nadal funkcjonować. Na przykład, oprócz jądra z replikującym DNA jądrowym, mogą być zlokalizowane dwa jednocześnie oddziałujące wirusy, o czym wspomniano już w rozdziale "Interakcja replikatorów na przykładzie interakcji wirusów". Ważne jest jednak, aby podkreślić, że replikacja tych wtórnych replikatorów jest ograniczona przez pewną pojemność komórkową, zdolność do gromadzenia określonej liczby kopii replikatorów w celu ich wydalenia. Pojemność ta może zostać zwiększona ze względu na niezdolność komórki do wydalania produktów replikacji. Można ją zwiększyć ze względu na fakt, że replikacja wtórna replikatora odbywa się w geometrycznej progresji, a w tym przypadku system traci stabilność, a po pewnym okresie czasu (reżim oportunistyczny), transfery w stanie chaosu (rys. 15) (126). I wreszcie, połączenie tych dwóch czynników pociąga za sobą ten sam rezultat. Paradoks niestabilności genetycznej istnieje: Z jednej strony CIN i złożone aneuploidy korelują z odpornością na środki przeciwnowotworowe, takie jak taksol, zarówno w liniach komórkowych pochodzących od guza, jak i w warunkach klinicznych. I odwrotnie, nadmierne poziomy CIN oznaczają zwiększoną wrażliwość na terapie cytotoksyczne, takie jak cisplatyna i 5-fluorocyl (5-FU) w raku jajnika, odbytu i piersi (80). Deklarowany schemat kaskadowy rozwidleń wyjaśnia ten paradoks: W systemie wielostabilnym, gdy są w nim obecne dwa replikatory, komórka nowotworowa ma wysoki poziom adaptacji, ale jeśli liczba tych replikatorów wzrośnie (system oportunistyczny) i osiągnie pewien poziom, jej niestabilność i tendencja do chaosu również wzrasta. W rezultacie zbyt duża niestabilność genetyczna komórki nowotworowej pociąga za sobą jej zwiększoną wrażliwość na terapię mającą wpływ na cykl komórkowy. W aparacie konceptualnym redukcjonizmu multistabilność oznacza, że struktura morfologiczna komórek nowotworowych jest bardziej chaotyczna niż struktura normalnych komórek, a procesy biochemiczne w komórkach nowotworowych są również bardziej chaotyczne.

Możliwa prędkość replikatora wtórnego

Czas trwania cyklu replikatora wtórnego zależy od jego zawartości: Im większe cząsteczki podlegają replikacji, tym dłuższy jest cykl replikacji. Wniosek ten wynika z czasu trwania replikacji różnych typów wirusów w komórce. Wirusy DNA wymagają więcej czasu na replikację niż wirusy RNA. Tak więc, czas trwania wtórnego cyklu replikatora zawierającego DNA można porównać z cyklem replikacji wirusa DNA. Prędkość replikacji tej ostatniej wynosi około 22 godzin, a jej czas trwania jest porównywalny z prędkością replikacji samej komórki. Należy wziąć pod uwagę, że wzięliśmy pod uwagę uśredniony czynnik replikacji komórek macierzystych. Różne typy komórek macierzystych różnią się czasem trwania cyklu komórkowego dość znacząco. Liczne komórki macierzyste pozostają w przedłużonym okresie G1 (127). Biorąc pod uwagę cykl replikacji wirusa RNA, jest on krótszy niż cykl replikacji wirusa DNA i wynosi już 6 - 12 godzin, co jest 2 - 3 razy szybsze niż cykl replikacji komórek. Mówiąc o krótkich replikacjach dsRNA, ich cykl replikacji jest jeszcze krótszy (109). Szczególnym przypadkiem jest gigantyczny cykl komórkowy, w którym "wtórna" prędkość replikacji replikatora wynosi około 40 godzin, a prędkość replikacji komórek poliploidalnych trwa kilka dni. Replikator wtórny działa cały czas niezależnie od cyklu komórkowego. W rezultacie powstaje nadwyżka jego składników, która jest wydzielana przez komórkę, zwaną dalej "nadwyżką produktów replikacji".

Dynamiczna równowaga replikatorów w komórce nowotworowej.

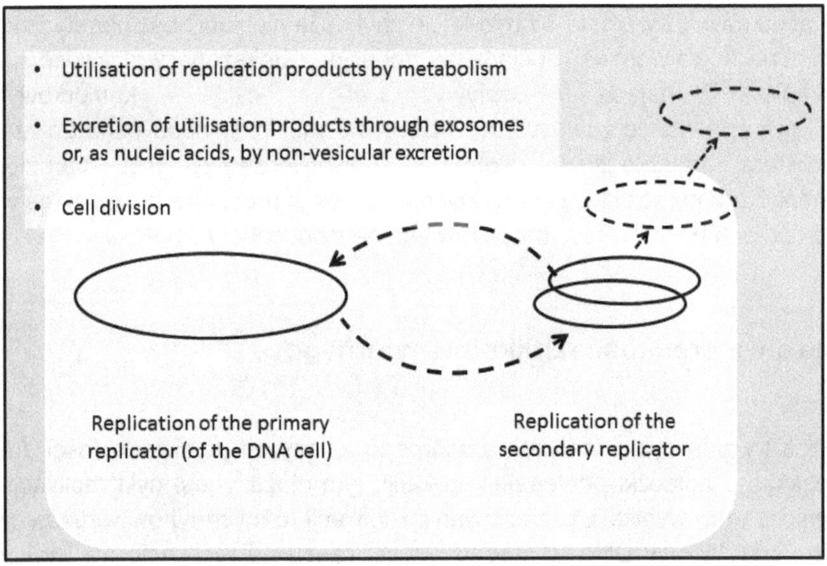

Rys.16

Aby system dynamicznej interakcji dwóch replikatorów mógł nadal funkcjonować jako system wielostabilny, możliwe są następujące mechanizmy wspierające jego dynamiczną równowagę:

- Wykorzystanie produktów replikacji przez metabolizm
- Wydzielanie produktów utylizacyjnych przez egzosomy lub, jako kwasów nukleinowych, przez wydzielanie pozapęcherzykowe (ryc. 16)
- Podział komórek

W tym ostatnim przypadku, komórka ma pewną granicę akumulacji produktów utylizacji, po czym albo dzieli, albo przestaje istnieć w wyniku wewnątrzkomórkowego chaosu. W tym przypadku replikator wtórny jest sterownikiem niekontrolowanego podziału komórek w celu quasi-użytkowania nadwyżki replikatora. Mówiąc w definicjach redukcjonizmu, replikacja komórkowa jako całość staje się środkiem reprodukcji wirusa.

Im mniejsza jest cząsteczka replikatora wtórnego, tym szybsza jest replikacja i tym większa jest nadwyżka produktu replikacji. Jak każdy dynamiczny system rozpraszający, wymaga on promieniowania lub innego zużycia energii w celu wsparcia jego równowagi. Im szybciej replikuje się replikator wtórny, im większy jest, tym więcej energii potrzeba do jego replikacji, jak również do wydzielania nadmiaru produktu. Dlatego też rak jest energetyczną pułapką dla organów i tkanek środowiska, o czym już wcześniej wspominaliśmy. W rozdziale "Modyfikacja cyklu replikacji pod wpływem czynników nowotworowych" skupiliśmy się już na faktach dotyczących zwiększania ilości kwasów nukleinowych w różnych typach nowotworów. Rozwidlenie replikatora. Hipoteza o hipercyklu nowotworowym".

Należy dodać, że nie tylko kwasy nukleinowe są produktami nadwyżek, ale także enzymy biorące udział w tworzeniu wtórnego replikatora, np. wysoce błędne DNA (18, 19, 20). Sekrecja nadmiaru produktu replikacji nie jest niczym niezwykłym: Przykładem równowagi dynamicznych replikatorów jest wydzielanie nadmiaru wirusa zapalenia wątroby typu C w postaci wirusów poprzez wydzielanie z zainfekowanej komórki (128).

Fakt taki jak zwiększone wydzielanie do przestrzeni międzykomórkowej nie tylko kwasów nukleinowych, ale także egzosomów przez komórkę nowotworową również przemawia za istniejącym mechanizmem wydzielania nadmiaru produktu (14,15). Egzosomy oraz DNA wydzielane przez komórkę nowotworową są kancerogenne dla tkanek środowiska, co wskazuje na ten sam efekt kancerogenny wytwarzany przez nie w komórce (14,15,17,129).

Nie tylko duże cząsteczki, ale także całe organelle, np. mitochondria produkowane w nadmiarze w niektórych typach nowotworów powinny być uważane za produkt nadprodukcyjny (21, 22, 23, 25, 26, 29, 30). Mamy bliższe spojrzenie na rolę mitochondriów w generowaniu hipotetycznego replikatora wtórnego w sekcji "Hipercykl nowotworowy oparty na DNA mitochondriów i całej replikacji mitochondriów".

Wreszcie, hipercykl nowotworowy może mieć postać, w której nadmiar produktu replikacji jest przedstawiany przez jądro komórki dzielącej i może trwać znacznie dłużej niż normalny podział komórek. Taka forma hipercyklu jest już wspomnianym gigantycznym cyklem komórkowym.

Możliwe rodzaje replikatorów wtórnych

Replikator wtórny może być dowolną strukturą molekularną zdolną do samoreprodukcji niezależnie od replikatora pierwotnego.

Masa cząsteczkowa replikatora wtórnego może zmieniać się w szerokim zakresie: od krótkiej masy cząsteczkowej siRNAs do masy cząsteczkowej całego jądra komórkowego.

Wraz ze wzrostem ciężaru cząsteczkowego, możliwe są replikatory wtórne z nie. 1 do nie. 11 są przedstawione w następującej kolejności:

1. Krótkie RNA oparte na mechanizmie zakłócającym RNA: siRNA, dsRNA
2. Długie niekodujące RNA: IncRNA
3. Wirusy RNA
4. Wirusy RNA (kwasy nukleinowe bez otoczki białkowej)
5. Ribozymy
6. DNA komórkowe w osoczu w procesie starzenia się, o którym była już mowa wcześniej (81)

7. Wirusy DNA

8. Mobilne elementy genetyczne

9. Mitochondrialne DNA

10. Mitochondria

11. Jądro komórkowe

12. Priony

Priony pod nie. 12 należy rozpatrywać oddzielnie, ponieważ nie są one nośnikami informacji genetycznej i powielają się w specjalny sposób różniący się od replikacji aminokwasów i organeli komórkowych.

Możliwe replikatory wykonane od 1 do 5 na schemacie należą do "onco-world", jak niektórzy autorzy nazywają go (130).

Taka nazwa została nadana, ponieważ guzy wydzielają zwiększoną liczbę RNA w porównaniu do zdrowych tkanek (131 134 135). To zwiększone wydzielanie RNA może mieć jedną z możliwych przyczyn: Zdolność RNA do samodzielnego replikowania, jak to miało być w przedkomórkowym okresie generacji życia opisanym hipotezą "świata RNA" (132), (133). Zgodnie z tą hipotezą generacji życia, replikator RNA był poprzednikiem replikatora DNA. RNA ma działanie katalityczne. Oznacza to, że może to być enzym do własnej replikacji. Dlatego logiczne jest założenie, że w przypadku zaburzeń hierarchii procesów biochemicznych i deorganizacji komórek, samoorganizacja replikacji RNA jest możliwa, gdy RNA może być replikatorem, jak również enzymem wspomagającym jego własną replikację.

Hipercykl nowotworowy oparty na interferencji RNA.

Przykład ewentualnej samoorganizacji RNA opartej na interferencji RNA jest schematycznie przedstawiony poniżej (rys. 17).

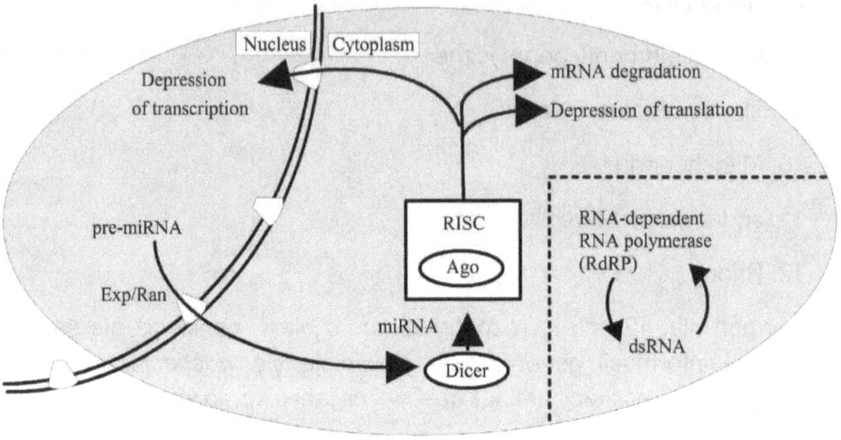

Rys. 17 Opis i regulacja tłumaczeń poprzez ingerencję RNA w normalną komórkę. Granica między "słowem DNA" (po lewej) a "słowem RNA" (po prawej poniżej) oznaczona jest kropkowanym wierszem.

Normalnie transkrypcja i regulacja tłumaczeń odbywa się w sposób pre-miRNA - interakcja z Dicer - interakcja z RNA - kompleks wyciszania indukowanego (RISC). Stąd "kod epigenetyczny" normalnej komórki jest realizowany (Rys.17). Pre-miRNA i dsRNA współdziałają z tymi samymi strukturami cytoplazmy komórkowej: z kompleksem białkowym Dicer i kompleksem RISC, którego centralnym elementem jest endonukleaza należąca do rodziny białek Argonaute (Ago). Te dwie klasy krótkich RNA # miRNA i siRNA # są w stanie konkurować o miejsce w tych samych kompleksach efektorowych10, tj.

Dicer i RISC są wspólnym elementem, który łączy dwie reakcje cykliczne: reakcję replikacji miRNA i reakcję replikacji dsRNA, a tym samym jest formą hipercyklicznego połączenia. Hipercykl nowotworowy oparty na interferencji RNA jest tworzony w następujący sposób (rys.18).

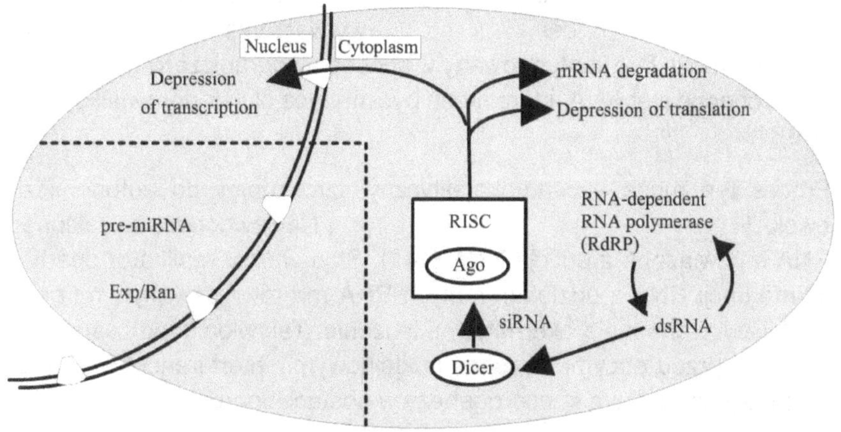

Rys. 18 Rozprzestrzenianie się rakotwórczego hipercyklu (Rd-dsRNA) w translacji i transkrypcji poprzez interferencję RNA w komórce nowotworowej. Granica między "słowem DNA" (po lewej poniżej) a "słowem RNA" (po prawej) oznaczona jest kropkowanym wierszem.

Dwa elementy - Dicer i RISC - są miejscem współzawodnictwa pomiędzy premiRNA i dsRNA, gdzie odbywa się rywalizacja o zastąpienie miRNA normalnie regulującego transkrypcję i tłumaczenie genu przez cancerogeniczne dsRNA.
Po takim zastąpieniu dsRNA staje się antysensownym łańcuchem siRNA, ten ostatni metyluje i przeprogramowuje DNA w jądrze komórkowym z jednej strony, tzn. modyfikuje normalny "kod epigenetyczny" i tłumi tłumaczenie, wiążąc go z odpowiednią sekwencją komplementarną w składzie mRNA z drugiej strony. siRNA, jako produkt dsRNA, powoduje efekt kancerogenny w komórce (137, 138) siRNA są w stanie zbudować długie cząsteczki RNA. W związku z tym mogą one być podkładami do syntezy nowych RNA na jedno- i/lub dwuniciowej matrycy RNA RdRP (139 140). Produkty siRNA wydłużające są same w sobie dwugatunkowymi produktami RNA. Dlatego też są one poddawane dalszym modyfikacjom po transkrypcji z utworzeniem "wtórnych" siRNA i prawdopodobnym udziałem Dicera. Stąd proces interferencji RNA wygląda jak rozkładająca się reakcja łańcuchowa polimerazy, w której pierwotne cząsteczki siRNA, będące podkładami do syntezy nowych dwuramiennych cząsteczek RNA, pociągają za sobą tworzenie wtórnych siRNA.
Proces ten może być autokatalityczny, tzn. zdolny do autonomicznej

ewolucji i odpowiada hipercyklowi, jeśli jednym z produktów tej cyklicznej reakcji jest wytwarzanie SHE. Taki cykl może być kontynuowany w sposób nieograniczony tak długo, jak długo obecne jest RNA, które może być matrycą dla starterów siRNA (139 140).

Proces ten może być autokatalityczny, tzn. zdolny do autonomicznej ewolucji. Należy dodać, że zakłócenia RNA są związane z edycją RNA (141). Stąd wtórny replikator oparty na interferencji RNA z udziałem małych RNA ma również wpływ na edycję RNA i związane z nią alternatywne łączenie. Tak więc, z procesu obrony komórek przed obcymi kwasami nukleinowymi, interferencja RNA może stać się jej procesem kancerogenezy w postaci hipercyklu.

Cykl nowotworowy oparty na długiej, niekodującej replikacji RNA.

Długie niekodujące RNA odgrywają ważną rolę w rozwoju nowotworów (2). Są w stanie zahamować rozwój nowotworu (142), jak również stymulować go (143 144 145). Długie niekodujące RNA odgrywają ważną rolę w rozwoju typów nowotworów zależnych od hormonów. Na przykład, w progresji raka gruczołu krokowego, ARLNC1 (AR-regulated long non-coding RNA 1) jest w pozytywnym cyklu sprzężenia zwrotnego z AP (receptor androgenowy). ARLNC1 jest indukowany przez białko AR, a białko AP stabilizuje transkrypt AR poprzez interakcję RNA-RNA (146). lncRNA stymuluje replikację wirusa (147), tzn. jest w stanie wyrażać się jako wirus. W wirusologii znane jest zjawisko takie jak stymulacja jednej wirusa przez inną (96).
Niezależne lncRNA to wiroidy zdolne do samoreplikacji (148). Dlatego widzimy, że lncRNA ma wszystkie warunki wstępne, aby najpierw stworzyć własny cykl replikacji, a następnie hipercykl nowotworowy.

Hipercykl nowotworowy oparty na DNA mitochondriów i replikacji całych mitochondriów.

Kwestia replikacji DNA mitochondriów jest badana nie tylko na temat replikacji samych mitochondriów. O tych ostatnich wiadomo, że nabywają one zwiększoną mobilność i są w stanie wspomagać proces nowotworzenia ze względu na ich migrację ze zdrowych tkanek do komórek nowotworowych (22,91). Jeśli chodzi o liczbę mitochondriów DNA podczas kancerogenezy, informacje są sprzeczne, chociaż naukowcy zgadzają się co do jednego faktu: liczba mtDNA jest modyfikowana w nowotworze (32). Brak mtDNA (29,31,101), jak również ich nadwyżki (30,149). Z punktu widzenia hipotezy o hipercyklu nowotworowym, nadwyżka mtDNA może być wyjaśniona poprzez wygenerowanie replikatora wtórnego opartego na nim, a jego brak można wyjaśnić obecnością innego replikatora wtórnego na innej bazie, którego warianty są wymienione w tej sekcji. W związku z depresją replikacji mtDNA przez ten replikator, liczba kopii mtDNA jest zmniejszana.

Inne fakty przemawiają również za ewentualnym powstaniem wtórnego replikatora opartego na mtDNA. Mitochondria DNA reguluje metylację DNA komórek (25). Chociaż DNA mitochondriów podlega mutacjom w silniejszy sposób niż DNA jądra komórkowego (150), w komórkach nowotworowych ich liczba mutacji jest niższa niż liczba DNA jądra (27). Udowodniono, że mitochondria DNA jest częścią cfDNA, ale mitochondria specyficzne dla nowotworów cfDNA rzadko są wykrywane w przypadku nowotworów (26). Wskazuje to, że replikacja mtDNA jest bardziej stabilna niż replikacja DNA jądra, co jest zgodne z naszą hipotezą o stabilności replikatora wtórnego. Jest to możliwe, jeśli replikacja mtDNA jest wykonywana przez błędną polimerazę DNA (150,151).

W stanie dezintegracji, multistabilności i generacji wtórnego replikatora w postaci mtDNA, te ostatnie nabywają właściwości swoich ewolucyjnych poprzedników, w tym zdolność do wytwarzania błędnego DNA. Biorąc pod uwagę podobieństwo morfologiczne okrągłego mtDNA do okrągłych plazmidów i DNA bakterii, jest to całkiem prawidłowe założenie, ponieważ te prokarioty również produkują błędne DNA. Innym podobieństwem między nimi jest zdolność do replikacji, zdolność do rozprzestrzeniania się poza komórkę, jak również zdolność do wymiany informacji genetycznych z jądrem DNA (28).

Innym faktem przemawiającym za naszą hipotezą jest fakt, że w niektórych typach nowotworów (glejak, squamous esophageal cancer), coraz częściej wyrażane są błędne DNA (18,19, 20). Mogą więc one być także markerami nowotworów dla tych typów nowotworów.

Olbrzymi cykl komórkowy jako hipercykl nowotworowy.

Specjalny rodzaj nadmiaru replikacji produktu można zaobserwować w przypadku hipercyklu nowotworowego opartego na gigantycznym cyklu komórkowym. Taki cykl można zaobserwować, gdy komórki starzeją się (103,152), gdy komórka nabywa kilka jąder. W dalszej części, te jądra oddzielają się przez gemmację w postaci komórek z genetycznie niestabilnym genomem. Taka wielojądrowa komórka nazywana jest przez niektórych badaczy komórką macierzystą ze względu na jej zdolność do wytwarzania komórek niestabilnych genetycznie. Takie komórki poliploidalne można zaobserwować w 37% wszystkich przypadków raka i są one wytwarzane po chemioterapii lub radioterapii (40). W tym przypadku chemioterapia lub radioterapia jest czynnikiem potwierdzającym (lub kontrolującym), powodującym zaburzenie cyklu replikacji komórek z generowaniem wtórnego replikatora inicjującego generowanie komórek nowotworowych, wyrażonym w kategoriach synergetycznych. W komórkach nowotworowych, które przetrwały po takiej terapii, jądra zaczynają dzielić się bez podziału samej komórki. Zjawisko to określa się mianem endomitozy. W rezultacie powstają gigantyczne komórki z zestawem poliploidalnych chromosomów (40) . Jeśli taka komórka nie jest w stanie się podzielić, umiera. Jednak, jeśli nie utracił takiej zdolności, dołącza do gigantycznego cyklu komórkowego, w którym następuje gemmacja pojedynczego jądra diploidalnego z poliploidalnego jądra olbrzymiej komórki, które następuje do błony diploidalnego jądra i tworzy małą komórkę, która z kolei oddziela się od gigantycznej komórki macierzystej (40). W kontekście hipercyklu nowotworowego proces ten jest uważany za wydzielanie nadmiaru produktu replikacji. Ten nadmiar produktu to komórka córka. Proces replikacji jądra w gigantycznej komórce trwa do pewnego momentu. Oznacza to z jednej strony ciągłe powielanie jądra poprzez rozwidlenie do replikatora "pierwotnego" i "wtórnego", a z drugiej strony ma miejsce ciągła sekrecja replikatora "wtórnego" z komórki. Szczególnymi właściwościami takiego hipercyklu i jego różnicami w stosunku do innych typów hipercyklu są brakująca asymetria replikatorów jako taka sytuacja, w której nie można odróżnić replikatora pierwotnego i wtórnego od wydzielania produktu replikacji w postaci całej komórki.

Przyczyną nagromadzenia się kolejnych komórek macierzystych w cytoplazmie olbrzymich komórek nowotworowych jest brak wystarczających zasobów komórkowych do wykorzystania i wydzielania poprzez egzosomy tak dużej formacji molekularnej jak jądro komórkowe, wyrażone w języku redukcjonistycznym.

Należy wspomnieć, że endomitoza z wytwarzaniem komórek poliploidalnych istnieje również w normie (endomitoza wynika z reprodukcji elementów jądrowych, co ostatecznie prowadzi do powstania poliploidów). Dzieje się tak, gdy powstaje megakariocyt i następuje formowanie płytek krwi (153). Proces ten jest monitorowany przez RNA, w tym długie niekodujące RNA (154). W przypadku zaburzeń takiego monitorowania proces wytwarzania trombocytów staje się złośliwy, powstaje trombocytoza. Tutaj można stwierdzić pewną analogię z hipermutagenezą somatyczną, gdy utrata kontroli immunologicznej pociąga za sobą powstawanie chłoniaków złośliwych. O takim możliwym procesie analogowym wspomnieliśmy już w rozdziale "Niestabilność genetyczna komórki nowotworowej w ujęciu redukcjonistycznym". Proces włączania trombocytów do hipercyklu nowotworowego koncentruje się w części "Ewolucja hipercyklu nowotworowego w przestrzeni".

Ogólnie rzecz biorąc, można powiedzieć, że gigantyczny cykl komórkowy jest demonstracyjny - w bezpośrednim znaczeniu tego słowa # przykład hipercyklu nowotworowego. Biorąc pod uwagę, że aneuploidia jest wyrażona w gigantycznej komórce, odpowiednim bio-markerem dla niej ma być stężenie prionu PrP, do którego odnosimy się poniżej.

Hipercykl nowotworowy oparty na prionach.

Jako białko o nieprawidłowej strukturze trzeciorzędowej, prion jest w stanie katalizować konformacyjną transformację normalnego białka komórkowego do tego samego, co on sam homologicznie do niego. Priony powstałe w wyniku takiej transformacji mogą z kolei zrekonstruować nowe cząsteczki białka; w ten sposób rozpoczyna się reakcja łańcuchowa, w której powstaje duża liczba prionów (155).

Priony są generowane spontanicznie i są zdolne do samoodtwarzania się bez udziału aminokwasów. Wiadomo, że priony uczestniczą w rozwoju nowotworów (156 157). Na przykład mutant-prion p53 ma negatywny wpływ na enzym p53, co pociąga za sobą utratę funkcji tłumienia wzrostu guza (158).

Priony mają pozytywny wpływ na komórkę w warunkach hipoksji, umożliwiając jej przetrwanie (159). Tak samo, może wspierać funkcje życiowe komórki nowotworowej w warunkach hipoksji. Ten sam prion PrP powoduje zwiększoną proliferację i inwazję raka trzustki (160), inwazyjny wzrost i przerzuty raka żołądka (161 162). Jest to również bio-marker dla komórek nowotworowych aneuploidii (163).

Łatwo zauważyć, że system hipercyklowy może składać się z różnych elementów, ale jego dynamiczna struktura systemowa pozostaje niezmieniona. Najprawdopodobniej jego struktura składa się z różnych elementów, ponieważ w tym przypadku można wyjaśnić pewne sprzeczne fakty. Jeden z nich pochodzi od tych, które zostały już wymienione w sekcji "Niestabilność systemu komórkowego w kategoriach redukcjonistycznych". Hipoteza o hipercyklu nowotworowym": Jest to inna ekspresja enzymów naprawczych - w niektórych przypadkach nowotworów są one zwiększone, w innych zmniejszone.

Basen komórek macierzystych nowotworów i hipercyklu nowotworowego.

Koncepcja puli komórek macierzystych chorych na raka traktuje raka jako zaburzenie interakcji komórek z mikrośrodowiskiem. Taka perturbacja interakcji pociąga za sobą powstawanie nisz, w których komórki macierzyste nowotworów znajdują się w górnej części hierarchicznej dość heterogenicznych tkanek nowotworowych (164, 165).

Komórki macierzyste nowotworów są odpowiedzialne za nawroty i przerzuty po chemioterapii. Komórki macierzyste nowotworów są odporne na konwencjonalne leczenie z powodu ich powolnej proliferacji. Zachowały one zdolność do samoodnowy i generowania dużych populacji bardziej zróżnicowanych i niejednorodnych potomków (164).

Jednak komórki te okazały się trudne do zidentyfikowania pod względem morfologicznym. Na przykład, są one niejednorodne w białaczce. Ponadto są one fenotypowo plastyczne, a zatem zróżnicowane komórki nowotworowe mogą nabyć cechy komórek macierzystych i w ten sposób zwiększyć ich pulę (164).

Obecnie nie istnieją precyzyjne kryteria morfologiczne pozwalające na identyfikację komórek macierzystych nowotworów. Z naszego punktu widzenia nie będą one w pełni zidentyfikowane morfologicznie, z wyłączeniem markera powierzchni komórki, ponieważ cechy komórek macierzystych nowotworów obejmują nie tylko komórki w niszy zależnej od kontekstu, ale także komórki cyklu komórek gigantycznych opisanych powyżej. W tym sensie, sugerowana hipoteza o hipercyklu nowotworowym różni się od koncepcji puli komórek macierzystych w pozytywny sposób, ponieważ nie jest to ważne dla niego, którego nośnik morfologiczny dokładnie zapewnia wytwarzanie i rozwój systemu rozpraszania hipercyklu nowotworowego. Dynamiczne, cykliczne procesy samoorganizujące się z chaosu są dla niego ważne. Pytanie to zostało omówione bardziej szczegółowo w sekcjach "Ewolucja hipercyklu nowotworowego w przestrzeni" i "Ewolucja hipercyklu nowotworowego w czasie". Etapy kancerogenezy", w których czytający może stwierdzić podobieństwa między koncepcją "niezorganizowanej tkanki" nowotworowej puli komórek macierzystych a hipercyklem nowotworowym.

Kancerogeniczna ewolucja hipercyklu w przestrzeni kosmicznej.

Wielokrotnie wspominaliśmy termin "hipercykl", ale nie daliśmy mu pełnej determinacji. Właśnie określiliśmy hipercykl jako system dwóch cyklicznych procesów samoreprodukcji, w których produkty jednego procesu służą do wspierania drugiego procesu. Oznaczenie to należy dodać kilka właściwości hipercyklu.

Hipercykl jest sposobem na połączenie samoreprodukujących się makrocząsteczek w zamkniętych cyklach chemicznych z autokatalizatorem. Hipercykl to kilka reakcji zorganizowanych w taki sposób, że produkty uboczne jednej reakcji są katalizatorami dla drugiej, a ta druga reakcja wytwarza katalizator dla pierwszej. Jest to sposób na połączenie jednostek samoreprodukujących się w nowy stabilny system zdolny do rozwoju (64) . Jest to system łączący autokatalizator z jednostkami samoreprodukującymi się za pomocą łącza cyklicznego.

"Hipercykl konkuruje z każdą samoreprodukującą się jednostką, która nie jest jego składnikiem. Albo nie może współistnieć z innymi hipercyklem na stabilnym podłożu, jeśli nie połączy się z nimi w cyklu autokatalizatora następnego wyższego stopnia. Składa się z niezależnych jednostek samoreprodukujących, posiada właściwości integrujące. Hipercykl łączy te systemy w system zdolny do skoordynowanej ewolucji, w którym korzyści jednej osoby mogą być wykorzystane przez wszystkich jej członków". (Eigen) (64).

Hipercykl jest sposobem materialnej samoorganizacji z chaosu. Dlatego hipoteza hipercyklu jest atrakcyjna do wyjaśnienia generacji życia (64) Zastosowanie tej hipotezy do kancerogenezy, w przypadku transformacji nowotworowej mamy chaos wewnątrzkomórkowy zachodzący pod wpływem czynników nowotworowych. Jest to już udowodniony fakt, że rak jest procesem chaotycznym (5). Ten wewnątrzkomórkowy chaos rozprzestrzenia się poprzez angażowanie dodatkowych funkcjonalnych struktur cyklicznych najpierw na etapie tkankowym, a następnie na etapie całego organizmu. W tym sensie, rak jest krokiem wstecz w drabinie ewolucyjnej, z powrotem do stanu generacji życia i rozwoju, który istniał miliony lat temu, zanim w wyniku konkurencji i naturalnej selekcji, hipercykl został uformowany w stosunkowo stabilny cykl graniczny replikacji DNA.

Im bardziej cykliczne jednostki są zaangażowane w hipercykl i im wyższy etap hipercyklu, tym więcej zasobów może przyciągnąć, aby zapewnić jego istnienie i większą konkurencyjność. Cechą charakterystyczną raka są cykliczne jednostki zwiększające stadium hipercykliczne. Te dodatkowe struktury mają efekt hipercyklu pierwotnego: Uruchomienie ekspresji pewnego genu lub kodu epigenomicznego poprzez odpowiedni enzym pociąga za sobą wzmocnienie tego genu lub kodu zgodnie z zasadą pozytywnego sprzężenia zwrotnego, jeżeli rozumie się zachowanie całego systemu hipercyklicznego, a nie jego poszczególnych elementów w ramach tego systemu.

Tutaj można zaobserwować efekt podobieństwa, efekt struktury fraktalnej, o którym wspomnieliśmy już w części "b) Wybór optymalnej metody rozwiązania". Efekt podobieństwa rozprzestrzenia się nie tylko do struktury, którą możemy zaobserwować np. w nowotworach wytrzeszczowych w postaci brodawczaka, ale również do funkcji takiego samoorganizującego się systemu dynamicznego. Nie tylko cykliczne reakcje zaangażowane w proces, ale także procesy takie jak autonomizacja czy rywalizacja o zasoby mogą być obserwowane na wszystkich etapach rozprzestrzenienia się hipercyklu nowotworowego.

Taki efekt podobieństwa jest uniwersalnym prawem natury charakterystycznym dla struktur fraktalnych, które są charakterystyczne dla procesów chaotycznych w ich samoorganizacji.

Na Rys.19 pod nr. I, pierwszy etap hipercyklu jest pokazany z dwóch wyżej wymienionych procesów cyklicznych z udziałem "świata RNA" oznaczonego numerem. 12.

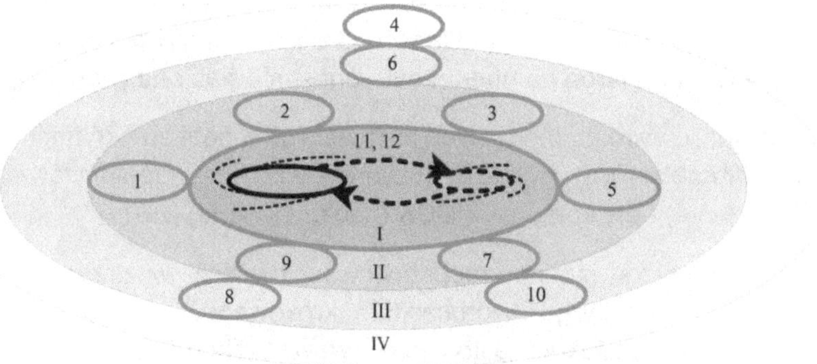

Rys. 19

I. Pierwotny cykl rakotwórczego hipercyklu. 11- Genom Niestabilność i mutacja. 12- "słowo RNA": długie niekodujące RNA, dsRNA, siRNA, miRNA

II. Cykliczne reakcje wewnątrzkomórkowe. 1- Odporna śmierć komórkowa, 2 - Podtrzymywanie sygnału proliferacyjnego, 3 - Unikanie tłumików wzrostu, 5 - Umożliwienie replikacyjnej nieśmiertelności, 7 - Deregulacja energii komórkowej. 9 - Rozwój oporności na leki

III. Cykliczne reakcje tkankowe. 6 - Wprowadzanie angiogenezy, 8 - Unikanie destrukcji immunologicznej, 10 - Nowotwory wywołujące stan zapalny

IV. Reakcje cykliczne na poziomie organizmu. 4 - Aktywowanie inwazji i przerzutów.

Ten hipercykl pociąga za sobą genetyczną niestabilność komórki DNA oznaczonej numerem. 11. W wyniku tej niestabilności powstają procesy cykliczne, które wzmacniają pierwszy etap hipercyklu i tworzą wysokostopniowe hipercykle zachodzące na etapie procesów wewnątrzkomórkowych i oznaczone numerem. II. Podtrzymywanie sygnału proliferacyjnego obejmuje typ reakcji cyklicznych, takich jak zastąpienie pętli regulacji hormonalnej pętlą endokrynną przez pętlę autokrynną. Normalnie hormon stymulujący wydzielany przez jedną komórkę ma wpływ na drugą komórkę i powoduje wydzielanie innego hormonu, który zgodnie z mechanizmem negatywnego sprzężenia zwrotnego spowalnia pierwszą produkcję komórkową hormonu stymulującego. W przypadku transformacji nowotworowej powstaje pętla autokrynna, czyli proces, w którym czynnik wzrostu lub hormon wydzielany przez komórkę indukuje syntezę jej receptora w tej samej komórce. Warunkiem stymulacji wzrostu autokrynnego jest ekspresja czynnika wzrostu oraz jego receptora w jednej komórce. Simultaeous expression of PDGF (Platelet-Derived Growth Factor) and its receptors is well known for a large number of different sarcomas and glioms (166).

Inne czynniki wzrostu mogą mieć również wpływ pętli autokrynnej: (PDGF - dla fibroblastów, HGF/SF (czynnik wzrostu hepatocytów/czynnik rozproszenia) - dla komórek MDCK (nabłonek nerki) (167).

Taki mechanizm można zaobserwować również w przypadku raka kastracyjno-frakcyjnego gruczołu krokowego. Tutaj komórka nowotworowa produkuje testosteron i wewnątrzkomórkowy receptor dla niego. Zazwyczaj taka forma raka gruczołu krokowego pojawia się po pewnym okresie leczenia hormonalnego jako pętla autoktrynowa jest rozwinięciem już istniejącego procesu nowotworzenia, a nie procesu pierwotnego. Pętla autokrynna jest przykładem autonomizacji drugiego stopnia i fraktalnego charakteru chaotycznych procesów układu dynamicznego hipercyklu. Podstawowym procesem autonomizacji jest autonomizacja "świata RNA" związana z "światem DNA" już wspomnianym w sekcji "Modyfikacja cyklu replikacji komórek pod wpływem czynników nowotworowych. Rozwidlenie replikatora. Hipoteza hipercyklu nowotworowego" lub autonomizacja części DNA zlokalizowanej w cytoplazmie komórkowym z jądra DNA.

W miarę badań nad rakiem, liczba jego właściwości rośnie. Począwszy od pierwszej publikacji właściwości nowotworowych w 2000 roku (1) dodano dodatkowe właściwości nowotworowe wymienione na rys. 1(strona 14) i rys. 19 (strona 68). Wszystkie z nich to reakcje cykliczne wzmacniające pierwotny hipercykl. Taki typ wewnątrzkomórkowych procesów cyklicznych wspomagających kancerogenezę powinien być wspomagany przez metabolizm mitochondriów (168).

Cykliczne procesy zachodzące na etapie tkankowym i wzmacniające I i II oznaczone są numerem. III. Oprócz tych zaznaczonych na rys. 1 (strona 14) i rys. 19 (strona 68), należy dodać również zdolność komórek nowotworowych do wywoływania apoptozy w zdrowych tkankach środowiska i tym samym do oczyszczenia sobie przestrzeni do dalszego rozwoju (169).

Procesy na etapie tkankowym obejmują również przeciwkrynę, tj. interakcję komórek z bezpośrednim kontaktem sygnalizującym wcięcie. W ten sposób sygnalizacja karbu pełni rolę plejotropową w raku, ponieważ jeden sygnał z jednej komórki może powodować różne objawy w sąsiednich komórkach, w tym generowanie cyklicznych reakcji zwrotnych wzmacniających hipercykl pierwotny. Takie reakcje obejmują kształtowanie naczyń nowotworowych za pomocą wcięcia, kształtowanie odporności nowotworu za pomocą wcięcia, interakcję wcięcie z fibroblastami i ich aktywację, dialog zależny od wcięcia pomiędzy TME a pulą komórek macierzystych nowotworów (165). Ten ostatni jest wymieniony w sekcji "Basen komórek macierzystych nowotworów i hipercyklu nowotworowego".

Cykliczne procesy zachodzące na etapie tkanek obejmują również mechaniczne naciski na guzy. Ciśnienie mechaniczne guza na tkanki środowiskowe pociąga za sobą aktywację fibroblastów i produkcję kolagenu. Warstwa utworzona pomiędzy guzem a zdrową tkanką hamuje wnikanie limfocytów i odpowiedź immunologiczną na wzrost złośliwy. Z drugiej strony, w wyniku takiego procesu, samo uderzenie mechaniczne guza pociąga za sobą zwiększenie proliferacji (170). Mechanicznie, siły biomechaniczne mogą napędzać agresję nowotworową poprzez indukowanie przełącznika mezenchymalnego w przekształconych komórkach tak, że uzyskują one właściwości komórek inicjujących lub komórek macierzystych (171).

Tutaj widzimy przykład autonomizacji (utworzenie twardej warstwy kolagenu pomiędzy guzem a zdrową tkanką) oraz reakcji zwrotnej (mechaniczne uderzenie guza - reakcja fibroblastów - proliferacja).

Taki przykład autonomicznej reakcji zwrotnej może również obejmować generowanie makrofagów związanych z rakiem. Rak może "rekrutować" makrofagi poprzez szereg cząsteczek sygnałowych, które wydzielają umierające komórki nowotworowe; w rezultacie makrofagi te zaczynają tłumić odporność na nowotwory i stymulować tworzenie nowych naczyń krwionośnych i limfatycznych (44). Dodając fakt, że same makrofagi mogą pomóc w rozwoju kancerogenezy poprzez przenoszenie komórek nowotworowych poprzez egzosomy miRNA (172), należy stwierdzić, że tutaj hipercykl nowotworowy jako nowy gatunek nabywa swego rodzaju własną odporność ukierunkowaną na odporność całego organizmu. Podkreślmy, że w tym przypadku hipercykl obejmuje zarówno materię żywą (makrofagi), jak i nieożywioną (umierające komórki nowotworowe). W tym sensie jest on uniwersalny.

Dotyczy to również sytuacji, w której komórki nowotworowe umierające z powodu efektu terapii stymulują proliferację ocalałych komórek nowotworowych. Po apoptozy komórki nowotworowe sprzyjają proliferacji ocalałych komórek nowotworowych poprzez wydzielanie apoptotycznych pęcherzyków zewnątrzkomórkowych (apoEV) wzbogaconych o różne składniki spliceosomów (45). Tutaj odbywa się proces analogiczny do opisanego powyżej: Umierające komórki są zaangażowane w hipercykl z ocalałymi komórkami. Wreszcie, cykliczne procesy zachodzące na etapie organizmu i mające na niego wpływ systemowy są oznaczone znakiem "nie". IV. Wszystkie z nich to obwody zwrotne i odpowiadają cechom charakterystycznym dla raka.

Nie. IV oznacza przede wszystkim przerzuty i naciekły wzrost guza. Przerzuty nowotworowe są przykładem autonomizacji: Jako komórka oddzielona od pierwotnego guza, przerzuty są autonomiczną strukturą zdolną do samodzielnego istnienia. Tutaj autonomia formy jest konsekwencją autonomii funkcji: W odróżnieniu od pierwotnej komórki nowotworowej, komórka przerzutowa nabiera zdolności do istnienia w nowych warunkach środowiskowych tkanki niż inne warunki organiczne w pierwotnym nowotworze. Zdolność tę zapewnia spożywanie dużej ilości białka ze środowiska przez makro-pinocytozę i zwiększoną aktywność lizosomów do ich przetwarzania, co zostało udowodnione w eksperymencie (173). Jest to zgodne z naszą hipotezą o dynamicznym, wielostabilnym systemie komórek nowotworowych.

Przerzuty nowotworowe są również przykładem cyklicznej reakcji. Komórki nowotworowe wydzielają egzosomy, które rozprzestrzeniają się w sposób hematogenny i limfogenny. Pozostawiają ślad w postaci sygnałów chemotaksjalnych dla komórek środowiska. W ten sposób działają one jako jednostki niezależne od komórki; nie tylko przenoszą, ale także generują biologicznie aktywne produkty, a tym samym wzmacniają te sygnały. Na przykład zgłoszono, że prekursory miRNA mogą być przetwarzane na dojrzałe miRNA w egzosomach w sposób niezależny od komórek ze względu na obecność maszyn RNA interferencyjno-silensujących (RISC) w egzosomach związanych z rakiem piersi (16) i że ta aktywność jest ważna dla promowania agresywności guza (174, 175).

Komórki nowotworowe podążają za egzosomami wydzielanymi przez nie przez chemotaksję. Im więcej egzosomów jest wydzielanych przez komórkę nowotworową, tym więcej przerzutów jest generowanych. Z kolei same przerzuty wydzielają egzosomy w dużej ilości z powodu dużej aktywności lizosomów. W rezultacie powstaje cykliczna reakcja z dodatnim sprzężeniem zwrotnym, a proces przerzutów jest przyspieszany.

Można z tego wywnioskować, że egzosomes secretion by a cancer cell is an important cancerogenesis step which must be considered in the treatment. Na to pytanie odpowiadamy bardziej szczegółowo w sekcji "Leczenie nowotworów. Twarda strategia".

Zawierają one również następujące parametry nie wymienione na Rys. 1 (Strona 14) i Rys. 19 (Strona 68) .

1. Komórka nowotworowa jest w stanie zahamować odporność antywirusową poprzez oddziaływanie na makrofagi poprzez egzosomy (176).

2. Tkanka kostna odgrywa rolę w rozwoju i wspieraniu procesu kancerogenezy. W modelach adenokarcynoma płuc myszy, komórki pierwotnego nowotworu mają na odległość aktywowane osteoblasty uczestniczące w tworzeniu kości. Aktywowane osteoblasty, z kolei, spowodowały powstanie pewnego rodzaju neutrofili, które dostają się do pierwotnego guza i sprzyjają jego wzrostowi. Stwierdzono, że u pacjentów z wczesnym stadium raka płuc obserwowano zwiększoną grubość tkanki kostnej, co odpowiada wynikom eksperymentów na myszach (43).

3. W ujęciu redukcjonistycznym, hiperkalcemia należy do patologii paranowotworowej i jest złym znakiem prognostycznym nowotworu. Może występować w różnych typach nowotworów: niedrobny rak płuc, rak gruczołu mlecznego, rak nerek, rak pęcherza moczowego, nowotwory złośliwe głowy i szyi, szpiczak. Może to być z dwóch typów: lokalny, połączone przez przerzuty pojawienie się w kościach, i humoralny, gdy

guz nowotworowy sam wydziela PTH-jak peptydy PTH związane z białkiem (hormonu parathormonu), (46). Komórki nowotworowe zużywają zwiększoną ilość wapnia (177). Wapń stymuluje Munc 14-3, co z kolei powoduje zwiększenie wydzielania egzosomów (178). W wyniku tego powstaje cykliczne ogniwo szyjki macicy -> wydzielanie białka związanego z hormonem przytarczycowym przez egzosomy -> hiperkalcemia -> zwiększone spożycie wapnia przez komórki nowotworowe -> stymulacja Munc 14-3 -> wydzielanie białka związanego z hormonem przytarczycowym przez egzosomy. Tak więc, z punktu widzenia hipercyklu nowotworowego, przerzuty są tylko jednym z ogniw wtórnej cyklicznej reakcji hipercyklu nowotworowego, a nie tylko klonem komórek nowotworowych istniejącym oddzielnie od guza pierwotnego. Dlatego też podejście do leczenia nowotworów poprzez usunięcie nowotworu pierwotnego z istniejącymi oczywistymi lub ukrytymi (okultystazami) przerzutami chirurgicznymi jest często skazane na niepowodzenie: Pozostałe przerzuty nadal wspierają wzajemną replikację i wzrost poprzez hipercykliczne połączenie w sposób opisany powyżej. Jest to również wyjaśnienie złej prognozy hiperkalcemii: jej istnienie przemawia za aktywnym cyklicznym procesem samostymulacji i powstawania przerzutów.

4. W ujęciu redukcjonistycznym trombocytoza należy również do patologii paraneoplastycznej i jest również złym objawem raka w prognozie. Związek między trombocytozą a progresją nowotworu jest udowodnionym faktem (47, 153, 179, 180). Trombocyty promują inwazyjny wzrost i rozprzestrzenianie się raka na różne sposoby, którymi nie zajmujemy się szczegółowo (47). Wszystkie odbywają się poprzez sygnalizację między trombocytem a komórką nowotworową. Sygnalizacja taka jest wykonywana poprzez wydzielanie z trombocytów zawierających różne substancje biologicznie czynne promujące progresję nowotworów (153). Proces ten nosi nazwę degranulacji (degranulacji płytek krwi) i zachodzi po aktywacji trombocytów. Degranulacja trombocytów odbywa się również z udziałem białka Munc13-4 i Rab27a. Analogiczny proces zachodzi w wydzielaniu egzosomów w innych komórkach, co przemawia na korzyść uniwersalnej natury tego sposobu wydzielania, jak również degranulacji. Wspominamy o tym fakcie, ponieważ jest on ważny dla taktyki leczenia. Z drugiej strony, komórka nowotworowa ma również wpływ na proces wytwarzania i aktywacji trombocytów poprzez przekształcający czynnik wzrostu beta (TGFβ) (181) oraz, zgodnie z naszą hipotezą, poprzez długie

niekodujące RNA (154) wydzielane jako nadmiar replikacji. Perturbing thrombocyte generacji regulacji w ten sposób, komórki nowotworowe uruchomić proces thrombocytosis analogicznie do procesu gigantycznego cyklu komórkowego już wspomniano w sekcji "Giant cell cycle as a cancerogenic hypercycle". Powstaje wtórna reakcja cykliczna, która łączy dwa hipercykle: Pierwotny hipercykl nowotworowy komórki nowotworowej i hipercykl replikacji trombocytów poprzez gigantyczny cykl komórkowy przedstawiony jako megakariocyt (153).

5. Istnieją również dane przemawiające za tym, że rak jelita grubego jest ściśle związany z żyjącymi w nim bakteriami. W szczególności fusobacterium nucleatum może promować guzy jelita grubego i odbytu oraz tłumi odpowiedź immunologiczną wykonywaną przez komórki T na guzy jelita grubego. Obecność fusobacterium nucleatum DNA w komórkach nowotworowych jest oznaką złego rokowania (182). W odniesieniu do tego procesu z punktu widzenia naszej hipotezy, mamy tu również do czynienia z cykliczną reakcją wzmacniającą hipercykl nowotworowy.

6. Przerzuty do wątroby związane z rakiem jelita grubego regulują metabolizm fruktozy ALDOB. Przerzuty do wątroby na raka jelita grubego wykorzystują fruktozę w wątrobie do ich wzrostu. Komórki przerzutowe w wątrobie regulują enzymatyczną aldolazę B (ALDOB), która wspomaga metabolizm fruktozy i dostarcza paliwa dla głównych szlaków centralnego metabolizmu węgla podczas proliferacji komórek nowotworowych (183).

Podsumowując te objawy raka, należy wspomnieć, że po pojawieniu się jako hipercykliczny hipercykliczny w obrębie jednej komórki, hipercykliczny hipercykl nowotworowy obejmuje inne procesy cykliczne. W ten sposób rozwijają się właściwości nowotworowe, których część można już wykryć w badaniach klinicznych: wzrost infiltracyjny, przerzuty, stymulacja angiogenezy. Stąd niestabilność wewnątrzkomórkowa jednej komórki macierzystej rozprzestrzenia się najpierw na komórki sąsiednie, a następnie staje się czynnikiem niestabilności wszystkich systemów organizmu. Równolegle do hierarchicznie zorganizowanych, samoorganizujących się systemów organizmu, wyłania się kancerogenny system organizacji hipercyklu. Potwierdza to zasadę emergencji: Całość jest większa niż suma jej składników. Wyłoniwszy się z niestabilności systemu komórkowego jednej komórki z powodu zwiększonej liczby tych niestabilnych komórek w wyniku niekontrolowanej replikacji, powstaje dynamiczny system samoorganizujący, nabywający nowe właściwości w postaci wspomnianych objawów nowotworowych. Proces ten pokazano na Rys. 19. Przypomina lejek angażujący coraz więcej zasobów organizmu dla własnej samoorganizacji. Proces ten jest pośrednim potwierdzeniem teorii Eigen Schustera o generacji życia opartej na hipercyklach. Chociaż hipercykl nowotworowy nie dowodzi, że życie wyłoniło się właśnie w ten sposób, to jednak i tak daje wyobrażenie, że taki sposób samoorganizacji materii może być motorem ewolucji. W tym sensie, hipercykl nowotworowy jest nową - nawet jeśli ułożoną w sposób bardziej prymitywny niż organizm wielokomórkowy - formą życia. Terapia celowa ukierunkowana na jeden z tych wtórnych procesów cyklicznych, np. angiogenezę, spowalnia rozprzestrzenianie się hipercyklu nowotworowego, ale nie likwiduje go. W tym sensie jest to metoda paliatywna. Z drugiej strony, poprzez likwidację wtórnych procesów cyklicznych, terapia celowa osłabia pierwotny hipercykl i czyni go bardziej wrażliwym na konwencjonalne metody leczenia. Na tej podstawie można stwierdzić, że terapia celowa musi poprzedzać terapię konwencjonalną. Na przykład, w przypadku przerzutowego raka prostaty, leczenie abirateronami musi poprzedzać chemioterapię.

Kolejna ważna właściwość hipercyklu nowotworowego powinna zostać wspomniana: Jest jednorodny w dynamicznej samoorganizacji według wspomnianej teorii Eigen Schustera. Pojawiwszy się raz, jest on wzmacniany przez dodatkowe jednostki cykliczne w postaci właściwości nowotworowych i tym samym stabilizuje się. Rak jest więc morfologicznie heterogeniczny i pod względem genetycznej zawartości klonów komórkowych, ale jednorodny pod względem dynamicznej samoorganizacji systemu każdej komórki nowotworowej. Jest to dość ważne dla zrozumienia metod leczenia nowotworów, jak również wyjaśnienia spontanicznego leczenia nowotworów (8, 9, 10, 11, 12). Zazwyczaj spontaniczne gojenie - będące jednak bardzo rzadkim zdarzeniem - tłumaczy się funkcjonowaniem odporności. Jeszcze jedno wytłumaczenie istnieje. Jeśli organizm pacjenta jest w stanie opracować jakiś czynnik tłumiący wtórny replikator hipercyklicznego cyklu komórkowego nowotworu, czynnik ten ma wpływ na wszystkie komórki nowotworowe bez wyjątku, pomimo różnego kariotypu i różnej zdolności adaptacji różnych klonów komórek nowotworowych. Dlatego też może być w stanie zniszczyć wszystkie komórki nowotworowe bez wyjątku. Pomysł autorów (121), że w odniesieniu do genotypu komórka nowotworowa jest nową formą życia, jest słuszny, ale ograniczony przez ramy dyscyplin biologicznych i nie został opracowany. I, będąc ograniczonym przez te ramy, nie daje żadnych praktycznych zaleceń dotyczących ich leczenia.

Kancerogeniczna ewolucja hipercyklu w czasie. Etapy kancerogenezy

Po opisaniu ewolucji kancerogenezy, możemy przedstawić jej etapy rozwoju w czasie w tabeli 1 (58):

Interpretacja całościowa	**Interpretacja redukcjonistyczna**
Niestabilność replikatorów	Wszczepienie guza
Rozwidlenie replikatora	Promocja nowotworów
Generowanie hipercyklu nowotworowego	Konwersja złośliwa
Ewolucja hipercyklu nowotworowego.	Postęp choroby nowotworowej

Tab. 1

1. Inicjacja guza. Na etapie inicjacji, który uważamy za niestabilność replikatora, nie widać żadnych widocznych modyfikacji w dynamicznym systemie komórkowym. Najprawdopodobniej taka sytuacja ma miejsce dość często, biorąc pod uwagę, że zwiększona sekrecja RNA przez komórkę może być normalnie obserwowana nawet po ćwiczeniach fizycznych (73). Obecność odpadów molekularnych zawsze obecnych w komórce wyjaśnia to zjawisko. Na etapie inicjacji trajektorie tworzące cykl replikacji DNA ulegają rozluźnieniu. Trajektorie tworzące replikator mogą dość często ulegać zmianom również pod wpływem różnych czynników zewnętrznych, takich jak wzrost temperatury lub modyfikacja pH. Podczas inicjacji dochodzi do dłuższego niż zwykle zaburzenia stabilności replikatora pierwotnego w czasie z wytwarzaniem zwiększonej zawartości kwasów nukleinowych w komórce, jak również poza jej granicami. Jednakże parametr ten nie jest jednorodny na stabilnej podstawie przez cały czas.

2. Promocja guza. Na tym etapie następuje rozwarstwienie replikatora i wygenerowanie replikatora wtórnego. Struktura zewnątrzkomórkowych kwasów nukleinowych staje się jednorodna i stabilna w czasie. Środowisko chroniące komórki przekształcające przed odpornością promuje ten proces. Na przykład starzejące się komórki w powiązanym z senescencją stanie sekretnym fenotypu wytwarzają substancje biologicznie czynne powodujące stany zapalne, tworząc wokół siebie warstwę fibroblastów, chroniąc je przed reakcją immunologiczną (83). Tutaj znowu mamy do czynienia z zasadą autnomii już wspomnianą w sekcji "Niestabilność w ujęciu holistycznym".

3. Złośliwa konwersja. W tym okresie powstaje hipercykl nowotworowy. Liczba pozakomórkowych kwasów nukleinowych, które stały się jednorodne, wzrasta proporcjonalnie do postępu choroby nowotworowej.

4. Postęp choroby nowotworowej. Na tym etapie dochodzi do dodatkowych cyklicznych reakcji wewnątrzkomórkowych i pozakomórkowych, które wzmacniają i stabilizują hipercykl: angiogenezę, reakcje zapalne, limfogenezę. W odniesieniu do tego ostatniego, istnieją dane świadczące o tym, że umierające komórki nowotworowe sprzyjają powstawaniu limfogenezy i przerzutów (44).

Po rozpoczęciu w jednej komórce procesu samoorganizacji replikatora wtórnego, zgodnie z zasadą podobieństwa, hipercykl nowotworowy staje się holistycznym systemem w obrębie tego organizmu. Po rozpoczęciu w jednej komórce autonomizacji wtórnego hipercyklu, zgodnie z tą samą zasadą podobieństwa, jest ona wzmocniona autonomizacją według pętli autokrynnych w procesie rozwoju hipercyklu nowotworowego, a na końcu staje się autonomicznym systemem w obrębie całego organizmu.
Po rozpoczęciu w jednej komórce procesu konsumowania jej zasobów przez replikator wtórny, zgodnie z tą samą zasadą podobieństwa, hipercykl nowotworowy staje się systemem konsumującym zasoby całego

organizmu. W końcowej fazie swojego istnienia, prowadzi go do wyniszczenia i śmierci z powodu raka.

Tutaj widzimy przykład "kręgu hermeneutycznego" wspomnianego już w rozdziale "Rozwiązanie". Zastosowanie metody rozwiązania": Całość jest rozumiana od jednostki, a jednostka jest nieestetyczna od całości.

Ewolucja hipercyklu nowotworowego w przestrzeni kosmicznej i ewolucja hipercyklu nowotworowego w czasie to dwie strony tego samego procesu, nierozerwalnie związane ze sobą: Ograniczając hipercykl nowotworowy w przestrzeni, np. usuwając złośliwego guza lub tłumiąc go poprzez chemioterapię, wydłuża się czas progresji hipercyklu nowotworowego. Niektóre guzy # np. rak gruczołu mlekowego # uważane za wyleczone, tzn. nie dające nawrotów przez 5 lat po radykalnej terapii, niemniej jednak dają przerzuty nawet po 15 latach w około 10% przypadków (184). W takich przypadkach nie wyleczyliśmy raka, tzn. nie wyeliminowaliśmy hipercyklu nowotworowego, ale ograniczyliśmy go w przestrzeni.

Wracając do kwestii względnych i bezwzględnych parametrów onkologii, do których odnieśliśmy się w części "Mutacja jako proces lub o względności i bezwzględności w onkologii", na przykładzie rozwoju hipercyklu nowotworowego widzimy, że pierwotny hipercykl jest absolutnymi i wtórnymi reakcjami cyklicznymi wspierającymi i wzmacniającymi go są względne. W powyższym przykładzie raka gruczołu sutkowego wyeliminowano wtórne reakcje cykliczne, ale pierwotny hipercykl pozostał niewykryty i po wielu latach zaczął się rozwijać wraz z powstawaniem wtórnych reakcji cyklicznych.

Kolejnym punktem, który należy rozważyć, jest praktyczne znaczenie takiego modelu dynamicznego. Zajmując się historią, po pierwsze, w przypadku daleko posuniętego raka zastosowaliśmy terapię systemową w celu zahamowania cyklu komórkowego. Następnie okazało się, że inne procesy również odgrywają ważną rolę w procesie kancerogenezy: Symulacja TOP, angiogeneza, tworzenie pętli autokrynnych, czyli wtórnych procesów cyklicznych. I właśnie z wpływem na te procesy wtórne wyniki leczenia nowotworów uległy poprawie. W tym sensie działamy tak samo jak w przypadku radykalnego usuwania nowotworów: Ograniczamy hipercykl nowotworowy w przestrzeni i czasie, często nie eliminując go.

Definicja kancerogenezy i jej mechanizmu

Kancerogeneza jest nową wewnątrzkomórkową samoorganizacją komórki macierzystej powstającej podczas podziału komórek macierzystych, wynikającą z wewnątrzkomórkowej niestabilności spowodowanej czynnikami zewnętrznymi, takimi jak chemiczne czynniki nowotworowe, promieniowanie lub wirusy, lub czynnikami wewnętrznymi, takimi jak starzenie się, oraz jako dynamiczny system rozpraszający, wielostabilny. Ten dynamiczny system rozpraszający składa się z dwóch replikatorów połączonych w hipercykl.

Aby wspomóc równowagę dynamiczną, system ten wymaga ciągłego wykorzystywania nadwyżki jednego z replikatorów jako całości lub jako produktu jego metabolizmu oraz (lub) ciągłej replikacji całej komórki nowotworowej.

Wnioskując z oznaczenia kancerogenezy według naszej hipotezy, składnikami hipercyklu kancerogennego mogą być komplety molekularne o bardzo różnej zawartości, od siRNA do prionów. Najważniejszą z nich jest zasada samoorganizacji różnych replikatorów w ramach jednego dynamicznego systemu komórkowego.

e) Weryfikacja rozwiązania zadania

Weryfikacja teoretyczna

Odpowiadająca hipotezie o hipercyklu nowotworowym na uniwersalne właściwości nowotworowe

Jak dobrze hipoteza o hipercyklu nowotworowym wyjaśnia uniwersalne właściwości raka?

Porównajmy teraz listę właściwości raka uniwersalnego, o której mowa w rozdziale "Właściwości raka uniwersalnego w ujęciu holistycznym", z faktami, które moglibyśmy wyjaśnić za pomocą hipotezy o hipercyklu nowotworowym. Jak wygląda nasz "posiłek", jak składa się układanka?

Uniwersalne właściwości rakowe wymieniliśmy w sekcjach "Uniwersalne właściwości rakowe w ujęciu holistycznym" oraz "Uniwersalne właściwości rakowe w ujęciu redukcjonistycznym". Wszystkie te fakty opisujące właściwości nowotworowe od 1 do 28 znajdują się w grupie faktów opisywanych w sposób holistyczny. Dlatego też użyliśmy konceptualnego aparatu holizmu w celu ich wyjaśnienia.

Fakty o numerze 17 i 19 (genetyczna i epigenetyczna niestabilność) zostały zinterpretowane w sekcjach "Niestabilność w kategoriach holistycznych" i "Niestabilność genetyczna w kategoriach redukcjonistycznych". W tej samej części wyjaśniliśmy fakt 7 (rak wyłania się z jednej komórki) i fakt 22 (eksperyment Mintza).

W sekcji "Limit cycle and cell repication cycle" zinterpretowaliśmy fakt nr 11 (generacja raka jest stochastyczna). W sekcji "Ewolucja cyklu replikacji z poszczególnych replikatorów do LECA (Ostatni Eukaryote Common Ancestor)", podaliśmy interpretację DNA "ciemna materia" i jej rolę w tworzeniu atraktora cyklu replikacji komórek (fakty nr 23 i 24).

Opracowanie tematu niestabilności systemu rozpraszającego w sekcji "Modyfikacja cyklu replikacji komórek pod wpływem czynników rakotwórczych. Rozwidlenie replikatora", wyjaśniliśmy rolę czynnika uszkadzającego stabilność replikatora DNA komórki (fakt 8: Rak pojawia się pod wpływem czynników nowotworowych, fakt 10: Transformacja nowotworu ma miejsce podczas podziału komórki), dowiedzieliśmy się, dlaczego terapia antynowotworowa może sama wywołać rozwój nowotworu (fakt 21), wyjaśniliśmy, dlaczego w procesie starzenia się prawdopodobieństwo pojawienia się nowotworu jest zwiększone (fakt 12). W tym rozdziale podaliśmy też wyjaśnienie faktów pokoleniowych modyfikacji metabolicznych i morfologicznych w przypadku raka (fakty 15 i 16).

W części "Rozkład zasobów komórek po rozwidleniu" podaliśmy interpretację różnicy w zużyciu energii przez komórkę nowotworową i normalną oraz podano fakt 2 (ciągłe zużycie energii zapewniające warunki systemowe dalekie od równowagi dynamicznej).

W rozdziale "Interakcja replikatorów na przykładzie interakcji wirusów" wyjaśniliśmy nieliniowość i spontaniczność samoorganizacji nowego systemu komórek nowotworowych (fakt 4 i 6), jego nieodwracalność jako nowej formy życia (fakt 13). Dokonaliśmy wiarygodnego założenia, na jakiej formie nabywa się interakcja dwóch replikatorów (fakt 25: Wirusy oddziałują poprzez dopełnienie i rekombinację genetyczną); przedstawiliśmy wyjaśnienie, w jaki sposób wirusy wprowadzają swoje geny do genomu komórkowego (fakt 26), jak rak pojawia się pod wpływem onko-wirusa (fakt 9) i dlaczego istnieje związek pomiędzy komórkowymi i wirusowymi onkogenami (fakt 20). W tym samym rozdziale wskazaliśmy na wysoką adaptację asymetrycznego hipercyklu bicyklicznego, która ma miejsce w przypadku raka (fakt 18).

W rozdziale "Dynamiczny bilans replikatorów w komórce nowotworowej" wyjaśniliśmy, jak działa dynamiczny bilans elementów jako komponentów systemu (fakt 5), dlaczego komórka potrzebuje więcej energii do wydzielania nadwyżek produktów replikacji (fakt 3) w hipotetycznym układzie hipercyklowym i podaliśmy istniejące przykłady takiego bilansu.

W części "Ewolucja hipercyklu nowotworowego w przestrzeni kosmicznej" wyjaśniliśmy, że hipercykl nowotworowy jest układem otwartym (fakt 1), a zaczynając od jednej komórki (fakt 27) angażują się w niego dodatkowe jednostki cykliczne ze środowiska, takie jak tkanki i organy organizmu. Pokazaliśmy, że rak jest postępujący (fakt 14) właśnie dzięki stopniowemu i ciągłemu angażowaniu tych jednostek cyklicznych.

Wreszcie, w sekcji "Ewolucja hipercyklu nowotworowego w czasie. Etapy kancerogenezy", wyjaśniliśmy etapowy charakter kancerogenezy z punktu widzenia hipercyklu kancerogennego (fakt 28).

W ten sposób wyjaśniliśmy wszystkie uniwersalne właściwości rakowe wymienione w rozdziale "Uniwersalne właściwości rakowe w ujęciu holistycznym".

Odpowiadająca hipoteza o hipercyklu nowotworowym na fakty niemające charakteru uniwersalnego

Porównajmy teraz wspomnianą na samym początku naszej książki listę faktów dotyczących raka, które nie są uniwersalne, z faktami, które wyjaśniliśmy hipotezą o hipercyklu nowotworowym.

Zanim wymieniliśmy te fakty, stwierdziliśmy, że wszystkie cechy charakterystyczne raka należą do nich z wyjątkiem niestabilności genetycznej. Te cechy charakterystyczne zostały zinterpretowane w części "Ewolucja hipercyklu nowotworowego w przestrzeni", a częściowo w części "Modyfikacja cyklu replikacyjnego pod wpływem czynników nowotworowych". Rozwidlenie replikatora. Hipoteza o hipercyklu nowotworowym".

Interpretacja faktu nr 1 (spontaniczne gojenie się nowotworów) i faktu nr 2 (wykorzystanie amoniaku przez komórkę nowotworową do syntezy aminokwasów) została przedstawiona w części "Ewolucja hipercyklu nowotworowego w przestrzeni kosmicznej".

Fakty nr 3 do nie. 5 (wszystkie fakty dotyczące wydzielania egzosomów, kwasów nukleinowych i DNA przez komórkę nowotworową) są interpretowane w rozdziale "Modyfikacja cyklu replikacji pod wpływem czynników nowotworowych. Rozwidlenie replikatora. Hipoteza hipercyklu nowotworowego", "Dynamiczna równowaga replikatorów w komórce nowotworowej" i "Leczenie nowotworów: "Strategia twarda".

Fakty od nr 6 do nie. 16 (tj. wszystkie fakty dotyczące mitochondrialnego mtDNA i całych mitochondriów) są interpretowane w sekcji "Rozkład zasobów komórek po rozwidleniu" oraz sekcji "Hipercykl nowotworowy oparty na mitochondrialnym mtDNA i całej replikacji mitochondriów".

Charakter faktów nr 17 do nie. 24 wyjaśniono w rozdziale "Modyfikacja cyklu replikacji pod wpływem czynników rakotwórczych". Rozwidlenie replikatora. Hipoteza o hipercyklu nowotworowym".

Fakt nr 25 (ekspresja onkogenów może zmniejszać się w przebiegu rozwoju nowotworu) jest interpretowany w rozdziale "Niestabilność systemu komórkowego nowotworu".

Interpretację faktu nr 26 (rola tkanki kostnej w procesie kancerogenezy) przedstawiono w rozdziale "Ewolucja hipercyklu kancerogennego w przestrzeni". Fakty 27 i 28 są interpretowane w sekcji "Ewolucja hipercyklu nowotworowego w przestrzeni" oraz w sekcji "Leczenie nowotworów". Uważny czytelnik z pewnością zauważył, że w niepowszechnej liście faktów podane są diametralnie przeciwstawne fakty. Na przykład, w przypadku raka, enzymy naprawcze DNA mogą być zarówno zwiększone, jak i zmniejszone. Liczba kopii mtDNA w transformacji nowotworowej może zarówno wzrastać, jak i zmniejszać się. Te i inne fakty nie mogą być wyjaśnione przez współczesne "teorie" nowotworów, ale mogą być wyjaśnione przez hipotezę cyklu nowotworowego: Dla dynamicznego systemu cyklicznego nie ma znaczenia, który replikator wtórny stanowi dokładnie jego podstawę, ale samo istnienie takiego systemu, który zapewnia genetyczną i epigenetyczną niestabilność, jest ważne. Inne fakty z niepowszechnej listy również nie mogą być wyjaśnione inaczej niż przez hipotezę o hipercyklu nowotworowym. Dotyczy to np. zmniejszonej ekspresji onkogenów w przebiegu rozwoju nowotworów.

Weryfikacja praktyczna

Wnioski z hipotezy hipotezy o hipercyklu nowotworowym i jego fałszerstwie

1. Jeszcze przed rozpoczęciem ekspresji złośliwego wzrostu rozpoznawanego metodami konwencjonalnymi, krew pacjenta chorych na raka wykazuje podwyższony stopień zaawansowania materiału lub produktów utylizacji tego materiału, które mogą być oznaką dodatkowego replikatora molekularnego.
2. Zawartość tego materiału jest stosunkowo jednorodna i charakterystyczna dla wszystkich klonów typu betonowego raka.
3. Cząsteczki te muszą być zdolne do replikacji, tj. przedstawiane jako kwasy nukleinowe (lub białko prionowe) lub być w stanie wspierać ich replikację, tj. przedstawiane jako enzymy.
4. Im większa jest masa cząsteczkowa tych cząsteczek, tym dłuższy jest ich cykl replikacji i tym niższy jest ich poziom stężenia we krwi.
5. Muszą one mieć stosunkowo ciągłą treść. Liczba błędów - pochodne w strukturze - nie może przekraczać pewnego progu koniecznego do replikacji.
6. Ich liczba musi się zmniejszyć pod wpływem terapii ukierunkowanej na spowolnienie replikatora wtórnego.
7. Żadne drugorzędne znaki firmowe nie istnieją bez znaków pierwotnych. Tak więc w przypadku tzw. nawrotu biochemicznego raka gruczołu krokowego, kiedy to po pewnym czasie po radykalnej prostatektomii stężenie PSA wzrasta również produkt replikatora pierwotnego we krwi pacjenta.

Obecnie istnieją już przesłanki wskazujące na istnienie zespołów molekularnych odpowiadających danym kryteriom. Na przykład, w przypadku testis seminoma lub nie-seminoma, takim onco-marker jest mir-371a-3p (185). W raku okrężnicy jest to ctDNA (186). W przypadku raka płuc jest to również ctDNA (86). Wszystkie te onco-markery są wiarygodnym kryterium prognozowania leczenia.

Praktyczne zastosowanie

markery nowotworów i wczesna diagnostyka nowotworów

Zrozumienie, w jaki sposób składa się hipercykl nowotworowy, pomaga nam wyjaśnić kwestię nowotworu-znaku. Który z markerów nowotworu należy uznać za właściwy do oceny skuteczności procesu leczenia lub progresji guza? Cykliczne reakcje wtórne polegają na tworzeniu markerów wtórnych. Te drugorzędne markery mogą mówić tylko o dość daleko posuniętej kancerogenezie. Przyjmując np. wspólny marker raka gruczołu krokowego, taki jak PSA, jest on zwiększany w procesie kancerogenezy, jeśli pierwotny hipercykl jest dodawany jako cecha charakterystyczna raka, jak proces zapalny. W tym sensie PSA nie jest specyficzny dla raka gruczołu krokowego, ponieważ jego nasilenie może być również spowodowane prostym zapaleniem gruczołu krokowego, bez raka. Hipercykl nowotworowy to dynamiczna, samoorganizująca się struktura adaptacyjna, którą można modyfikować pod względem kształtu. Nie wymaga to obecności wszystkich rodzajów właściwości nowotworowych. Tak więc pierwotny hipercykl nowotworowy nie jest konieczny do wywołania stanu zapalnego - i w tym przypadku nie zwiększa się stężenia PSA. To absolutnie nie mówi nam, że w tym przypadku nie ma raka gruczołu krokowego. Jest on obecny, inne struktury wtórne o charakterze cyklicznym są po prostu zaangażowane w jego rozwój, a nie reakcje zapalne.

Ten sam typ nowotworów wtórnych obejmuje poziom wapnia i poziom trombocytów we krwi. Obydwa wskazują na występowanie wtórnych reakcji cyklicznych w hipercyklu nowotworowym, a zmniejszenie tych markerów nowotworowych do normalnej wartości w trakcie procesu leczenia wskazuje jedynie na tłumienie tych wtórnych reakcji cyklicznych, ale nie na gojenie się nowotworów.

Pomimo tych wad, ci drugorzędni twórcy nowotworów odgrywają pewną rolę diagnostyczną. Pokazują one stopień rozprzestrzenienia się hipercyklu nowotworowego i związany z nim poziom różnorodnych wtórnych reakcji cyklicznych. Na przykład, w przypadku przerzutów do kości z powodu raka gruczołu krokowego, wspomniany PSA zwiększa się setki razy i jest dość bezpieczną metodą diagnostyczną dla rozprzestrzeniania się przerzutów nowotworowych. Hiperkalcemia i trombocytoza również wskazują na progresję nowotworu.

Oprócz drugorzędnych markerów nowotworowych, istnieją również podstawowe markery nowotworowe generowane przez pierwotny hipercykl nowotworowy i będące prawdziwie wczesną diagnostyką onco-markerów. Należą do nich dowolne struktury molekularne wymienione w rozdziale "Możliwe typy replikatorów wtórnych", które mają właściwości wskazane w rozdziale "Wnioski z hipotezy hipercyklu nowotworowego i jego fałszowalności". Pierwotny onco-marker jest produktem pierwotnego hipercyklu nowotworowego i wtórnego replikatora tworzącego ten pierwotny hipercykl. Podkreślamy to, aby uniknąć nieporozumień w określeniach.

Do podstawowych markerów onco prawdopodobnie zalicza się miR-371a-3p dla jądra typu seminoma i niedokrwistaka wskazanego w rozdziale "Wnioski z hipotezy o hipercyklu nowotworowym i jego fałszowalności" (185) oraz ctDNA dla raka jelita grubego (186).

Leczenie nowotworów

Jako badacz, autor opowiada się za tym, aby wydawanie zaleceń dotyczących leczenia nowotworów było zbyt szybkim krokiem, przynajmniej zanim hipoteza o hipercyklu nowotworowym stanie się teorią. Jednak, jako lekarz świadomy pilności danego problemu, autor nie może zignorować tego pytania.

Wnioskując z hipotezy o hipercyklu nowotworowym, aby wyleczyć pacjenta z raka, musimy działać w określonej kolejności. Biorąc pod uwagę, że pierwotny hipercykl jest osłabiony, gdy wtórne i trzeciorzędowe cykliczne reakcje sprzężenia zwrotnego są wyeliminowane, powinniśmy ograniczyć go w przestrzeni i czasie. Ograniczenie w czasie oznacza wczesne wykrywanie nowotworów poprzez określenie markera onco-markera hipercyklu pierwotnego. Ograniczenie w przestrzeni oznacza albo usunięcie guza i jego przerzutów metodami konwencjonalnymi albo wyeliminowanie sprzężenia zwrotnego wtórnego i trzeciorzędowego. Jeżeli nie jest możliwe zastosowanie konwencjonalnych metod leczenia z powodu rozprzestrzeniania się hipercyklu nowotworowego, ostatnia metoda jest jedyną możliwością takiego ograniczenia. Przykładem jest leczenie raka gruczołu krokowego z przerzutami. Aby ograniczyć tego typu hipercykl, musimy najpierw zastosować abirateron acitate lub enzalutamid pod kontrolą wtórnego onco-markera, którym jest PSA. Po ustabilizowaniu procesu, który jest określany poprzez pomiar PSA, zaczynamy eliminować pierwotny hipercykl. Zgodnie z obrazem niestabilności systemu komórek nowotworowych, leczenie nowotworów ma na celu wyeliminowanie tej niestabilności. Jest to główna różnica w stosunku do nowoczesnych metod leczenia, których celem jest zahamowanie replikacji komórek nowotworowych i ich zdolności adaptacyjnych. Biorąc to wszystko pod uwagę, proponowane leczenie nie wyklucza, ale uzupełnia istniejące metody. Wnioskując z sugerowanej hipotezy, leczenie nowotworów może mieć dwie strategie, które można nazwać prowizorycznie "strategią twardą" i "strategią miękką". Terminy "twardy" i "miękki" oznaczają domniemane różne poziomy wyrażonych skutków ubocznych: W "twardej strategii" efekty uboczne muszą być wyrażone silniej niż w "miękkiej strategii". Obie metody są serią określonych środków medycznych, w przypadku których zastosowanie kolejnego środka zależy od powodzenia zastosowania środka poprzedzającego. Czas trwania każdego środka nie jest również sztywno ustalonym protokołem leczenia, ale zależy od jego skuteczności. Poziom kwasów nukleinowych i enzymów wydzielanych przez komórki nowotworowe jest kryterium oceny skuteczności każdej z tych miar. Kryterium to jest pośrednim wskaźnikiem poziomu niestabilności genetycznej komórek nowotworowych.

Istotą "twardej strategii" jest wzmocnienie już działających procesów dezintegracji w komórce nowotworowej. W istocie "twardą strategią" jest rozwój konwencjonalnych metod leczenia ukierunkowanych na zniszczenie replikacji komórek nowotworowych: radioterapii i chemioterapii. Ta metoda leczenia może być stosowana nawet nie wiedząc, który replikator wtórny jest dokładnie podstawą hipercyklu nowotworowego. Wystarczy wiedzieć, że taki wtórny replikator istnieje i że można go rozpoznać po zwiększonej zawartości kwasów nukleinowych i enzymów wydzielanych przez komórkę nowotworową.

Dynamiczny układ komórki nowotworowej jest w stanie wielostabilnym; aby ją zdestabilizować i przenieść do stanu chaosu, wymagane jest słabsze oddziaływanie niż na normalną komórkę. Na schemacie kaskadowym rozwidlenia, strefa multistabilna znajduje się bliżej strefy chaosu niż strefa mono-stabilna. W związku z tym, słabsze uderzenie jest wymagane, aby komórka znalazła się w stanie chaosu. Jest to sens konwencjonalnych metod leczenia nowotworów, jeśli wyrażone w sposób holistyczny. Opisując tę sytuację w kategoriach redukcjonistycznych, normalna komórka przywraca szkody spowodowane promieniowaniem szybciej niż komórka nowotworowa. Dlatego też promieniowanie odbywa się frakcyjnie, z pewnymi przerwami. Dynamiczny układ komórki nowotworowej jest w stanie wielostabilnym (stan wielostabilny jest oznaczony przerywaną linią na schemacie); aby zdestabilizować go i przenieść do stanu chaosu, wymagany jest słabszy wpływ niż na normalną komórkę. Na Rys. 20, siła uderzenia na normalną komórkę w celu wprowadzenia jej systemu w strefę chaosu jest oznaczona strzałką 2, a siła uderzenia w celu osiągnięcia tego samego efektu na komórkę nowotworową jest oznaczona strzałką 1.

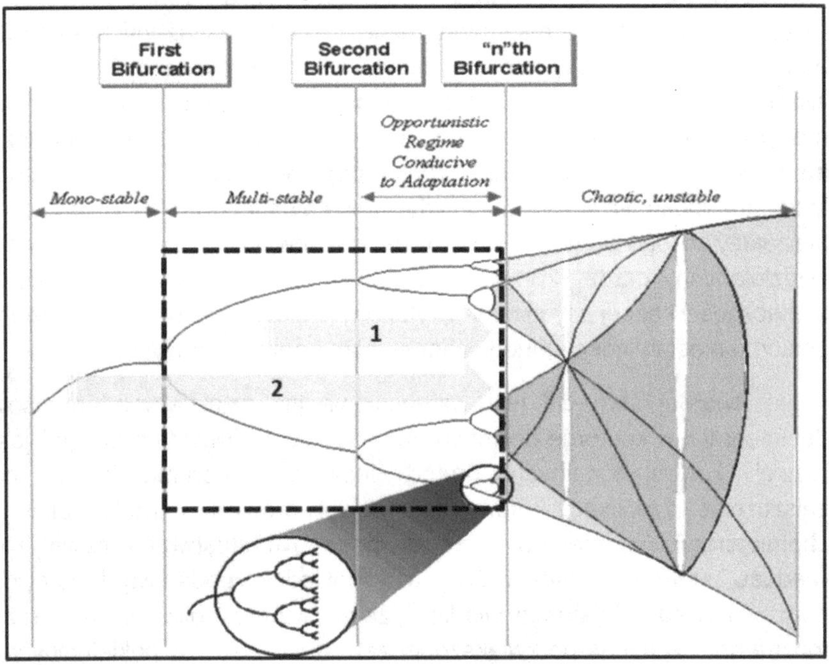

Rys. 20

Jest to sens leczenia nowotworów metodami konwencjonalnymi, wyrażony w sposób holistyczny. Opisując tę sytuację w kategoriach redukcjonistycznych, normalna komórka przywraca szkody spowodowane promieniowaniem szybciej niż komórka nowotworowa. Właściwie to właśnie dlatego radioterapia odbywa się frakcyjnie, z pewnymi przerwami.

Wnioskując z sugerowanej hipotezy, leczenie nowotworów może mieć dwie strategie, które można nazwać prowizorycznie "strategią twardą" i "strategią miękką". Terminy "twardy" i "miękki" implikują domniemane różne etapy wyrażonych skutków ubocznych: W "twardej strategii" efekty uboczne muszą być wyrażone silniej niż w "miękkiej strategii". Obie metody są serią określonych środków medycznych, w przypadku których zastosowanie kolejnego środka zależy od powodzenia zastosowania środka poprzedzającego. Czas trwania każdego środka nie jest również sztywno ustalonym protokołem leczenia, ale zależy od jego skuteczności.

Zarówno strategie "twarde", jak i "miękkie" są metodami leczenia dostosowanymi do potrzeb i zorientowanymi na pacjenta. Oznacza to, że konkretny pacjent otrzymuje ściśle optymalną dawkę preparatów medycznych lub dawkę promieniowania niezbędną w jego sytuacji w przypadku konkretnej choroby nowotworowej, a nie więcej niż otrzymuje w przypadku stosowania standardowych protokołów leczenia.

Kryteria oceny skuteczności każdego z tych środków to poziom podstawowych markerów, tj. kwasów nukleinowych, enzymów i (lub) prionów wydzielanych przez komórki nowotworowe. Kryterium to jest pośrednim wskaźnikiem poziomu niestabilności genetycznej komórek nowotworowych.

"Twarda strategia".

Istotą "twardej strategii" jest wzmocnienie już działających procesów dezintegracji w komórce nowotworowej. W istocie "twardą strategią" jest rozwój konwencjonalnych metod leczenia ukierunkowanych na zniszczenie replikacji komórek nowotworowych: radioterapia i chemioterapia. Ta metoda leczenia może być stosowana nawet nie wiedząc, który replikator wtórny jest dokładnie podstawą hipercyklu nowotworowego. Wystarczy wiedzieć, że taki wtórny replikator istnieje, że jego cykl replikacji jest krótszy niż cykl replikacji komórek, na co wskazuje zwiększona zawartość onco-markerów we krwi.

Taka metoda leczenia ma być bardziej skuteczna niż metody konwencjonalne. Twarda strategia" opiera się na fakcie, że hipercykl nowotworowy istnieje jako dynamiczny bilans replikatorów pierwotnych i wtórnych.

Aby system dynamicznej interakcji dwóch replikatorów mógł nadal funkcjonować jako system wielostabilny, możliwe są następujące mechanizmy wspierające jego dynamiczną równowagę:

1. Wykorzystanie produktów replikacji przez metabolizm

2. Sekrecja produktów utylizacji przez egzosomy lub, jako kwasy nukleinowe, przez wydzielanie pozapęcherzykowe (ryc. 21)

3. Podział komórek

W tym ostatnim przypadku, komórka ma pewną granicę akumulacji produktów utylizacji, po czym albo dzieli, albo przestaje istnieć w wyniku wewnątrzkomórkowego chaosu. W tym przypadku replikator wtórny jest sterownikiem niekontrolowanego podziału komórek w celu quasi-użytkowania nadwyżki replikatora. Mówiąc w redukcjonistycznych definicjach, replikacja komórkowa jako całość staje się środkiem reprodukcji wirusa.

Przedstawiony tu mechanizm wydzielania nadmiaru replikatorów wtórnych nie jest założeniem teoretycznym. Na przykład nadmiar wirusa zapalenia wątroby typu C jest wydzielany przez komórkę w przypadku jego utrzymywania się w ten sposób (128). Inni autorzy podkreślają również zdolność egzosomów do wspomagania homeostazy wewnątrzkomórkowej poprzez wydzielanie DNA osocza z komórki (187).

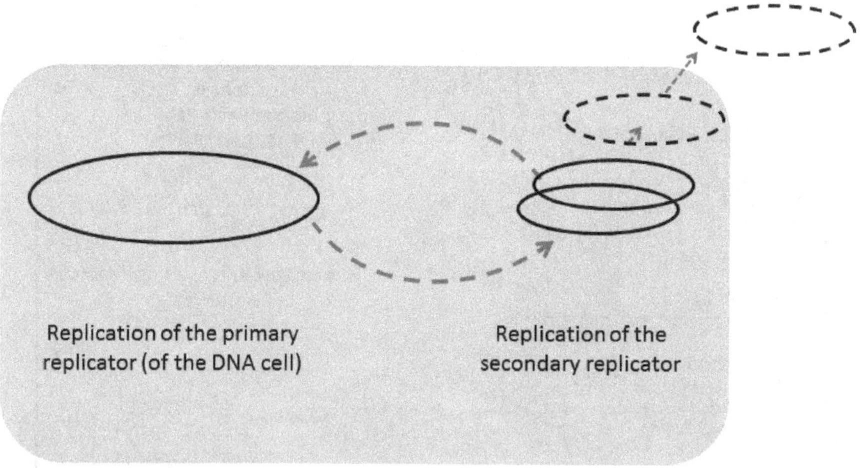

Rys. 21

Jeśli zaburzenie równowagi dynamicznej poprzez usunięcie zdolności komórki do wydzielania nadmiaru produktów replikatorów wtórnych, stan niestabilności w nim wystąpi jeszcze szybciej, zwiększy się wrażliwość radiowa komórki nowotworowej i w takim przypadku można zmniejszyć dawkę promieniowania lub preparatu chemioterapeutycznego. Zabieg wykonywany jest w dwóch etapach: Po pierwsze, blokowane jest wydzielanie kwasów nukleinowych i enzymów, a po osiągnięciu przez nie normalnego poziomu we krwi przeprowadzana jest krótka radioterapia lub chemioterapia. (Rys.22)

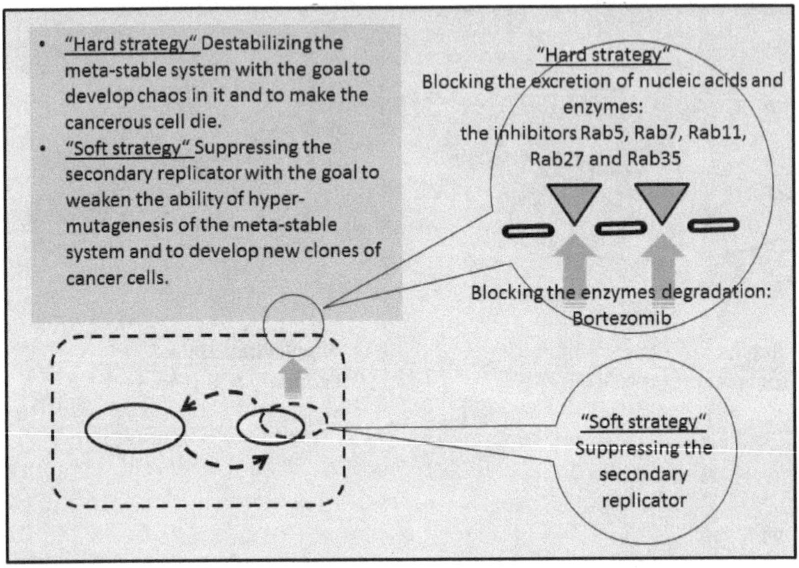

Rys. 22

Aby zakłócić system wydzielania, konieczne jest oddziaływanie na GTPases Rab, które biorą udział w tworzeniu egzosomów. Rodzina ta obejmuje Rab5, Rab7, Rab11, Rab27 i Rab35. Stosując inhibitory tych białek, możemy zablokować wydzielanie produktów replikatorów wtórnych.

Udział niektórych z tych GTPases Rab w kancerogenezie, takich jak np. Rab27, jest udowodniony. Ferment ten jest silnie wyrażony w komórkach raka gruczołu mlekowego i czerniaka, gdzie jego funkcja wspomaga proliferację i przerzuty (188).

Taki wzrost ekspresji jest również pośrednim potwierdzeniem hipotezy hipercyklu nowotworowego, a w szczególności konieczności wydzielania nadmiaru wtórnego replikatora z komórki nowotworowej.

Kolejnym punktem blokady wydzielania egzosomów jest blokada Munc13-4 jest białko wiążące Ca2+- zależne od Raba. Białko to jest zwiększone w przypadku raka. Munc13-4 jako główny zależny od Ca2+ regulator zależnego od Rab11-zależnego szlaku przemytu do MVB, który został zwiększony w komórkach nowotworowych. Ten zależny od Ca2+-, Munc13-4- i Rab11 szlak generował kompetentne MVBs sekrecji (pęcherzyki śródpęcherzykowe endosomów wielokomorowych) dla podstawowego i stymulowanego Ca2+ uwalniania egzosomu CD63+. Zwiększona ekspresja Munc13-4 w komórkach nowotworowych po transformacji nabłonkowej do mesenchymalnej w połączeniu ze zwiększonym wychwytywaniem Ca2+ zwiększa uwalnianie egzosomu przez wysoce agresywne komórki nowotworowe (178).

W związku z tym należy wspomnieć o kilku ważniejszych faktach:

1. W przypadku leczenia nowotworów preparatami chemioterapeutycznymi, ich działanie lecznicze jest znacznie zmniejszone dzięki ich wydzielaniu przez egzosomy (189).

2. Szereg substancji biologicznie czynnych, które tworzą korzystne mikrośrodowisko dla komórki nowotworowej, jest wydzielanych przez egzosomy (14). Tłumienie takiej sekrecji musi więc mieć również pozytywny wpływ na terapię nowotworową. Zinterpretowane całościowo, ten ostatni fakt można rozumieć w następujący sposób: Z powodu blokady wydzielania egzosomów, jeden z cyklicznych procesów wspomagających hipercykl zostaje zakłócony. Interpretowane redukcjonistycznie, takie leczenie jest rodzajem mikrochirurgii na etapie komórkowym i molekularnym: Podobnie jak w przypadku konwencjonalnej makrochirurgii, w przypadku mikrochirurgii, zdrowe komórki oddzielają się od chorych.

3. W wielu typach nowotworów aktywowana jest ścieżka RAS, co pociąga za sobą makropinocytozę (190). Makropinocytoza umożliwia komórce nowotworowej przejęcie i wykorzystanie dużych cząsteczek w celu zwiększenia - w porównaniu z normalną komórką - metabolizmu anabolicznego. Ta makro-pinocytoza może być wyrażona tak silnie, że komórka nowotworowa może umrzeć z powodu rodzaju obżarstwa zwanego methuozą. Methuoza jest nieapoptotyczną formą śmierci komórki umożliwiającą akumulację makro-pinosomów, które łączą się z lizosomami i nie są wydzielane na powierzchnię komórki, co pociąga za sobą skrajną vacuolizację cytoplazmy, a które stwierdzono w komórkach glejoblastoma z ekspresją RAS - nadekspresyjnego onkogennego RAS oraz w komórkach rdzenniaka, które zostały hiperstymulowane czynnikiem wzrostu nerwów (190).

Komórka nowotworowa zużywa i wydziela więcej makrocząsteczek niż normalna. Sam fakt śmierci komórki nowotworowej w wyniku metuozy potwierdza istnienie dość kruchej dynamicznej równowagi pomiędzy wprowadzonymi i wydzielanymi w niej makrocząsteczkami. Jeśli wydzielanie produktów przemiany materii przez egzosomy zostanie zablokowane, czynnik zwiększonego spożycia makrocząsteczek odgrywa rolę czynnika wzmacniającego w zaburzeniu równowagi dynamicznej, a prawdopodobieństwo śmierci komórek nowotworowych na skutek metuozy jest zwiększone.
Ze względu na niższy poziom wprowadzania i wydzielania makrocząsteczek, komórki normalne cierpią na blokadę wydzielania w mniejszym stopniu niż komórki nowotworowe, dlatego też istnieją powody, aby przy blokowaniu wydzielania liczyć na selektywny efekt terapeutyczny. Ponadto hipotetyczne zablokowanie Munc13-4 i Rab27 musi zahamować degranulację trombocytów poprzez zablokowanie wtórnej reakcji cyklicznej opisanej powyżej w części "Ewolucja hipercyklu nowotworowego w przestrzeni", a tym samym spowolnić postęp choroby nowotworowej. Innym sposobem zaburzenia dynamicznej równowagi w komórce nowotworowej jest zainfekowanie jej wirusem onkolitycznym. W tym przypadku wirus odtwarzający się w nim pełni rolę dodatkowego replikatora wtórnego. Taka metoda jest już stosowana (191 192). Zatwierdzenie Talimogen laherparepvec (T-VEC) do wstrzykiwania w guzy przerzutowego melanomu. Produkt oparty jest na zmodyfikowanym wirusa herpeswirusowo-prostokątnym (HSV)-1, który zaraża komórki melanomowe, silnie się w nich rozmnaża i ostatecznie lizuje komórki. W ten sposób zwiększa się również skuteczność radioterapii, co jest zgodne z naszą hipotezą.

Graficznie, stosując "twardą strategię", proces leczenia wygląda następująco (rys. 23).

Stosując taką strategię, proces leczenia jest oceniany na podstawie sumy wszystkich pierwiastków molekularnych (**S**) wydzielanych przez komórkę nowotworową. Suma ta składa się z podstawowych onco-markerów, takich jak kwas nukleinowy **a1**, enzymy **a2** (polimerazy DNA-RNA, enzymy grupy Rab), priony **a3**, wtórne onco-markery **a4** oraz produkty chemolizy **a5** wytwarzane w wyniku rozpadu guza:

S = a1+ a2 +a3+a4+a4+ a5

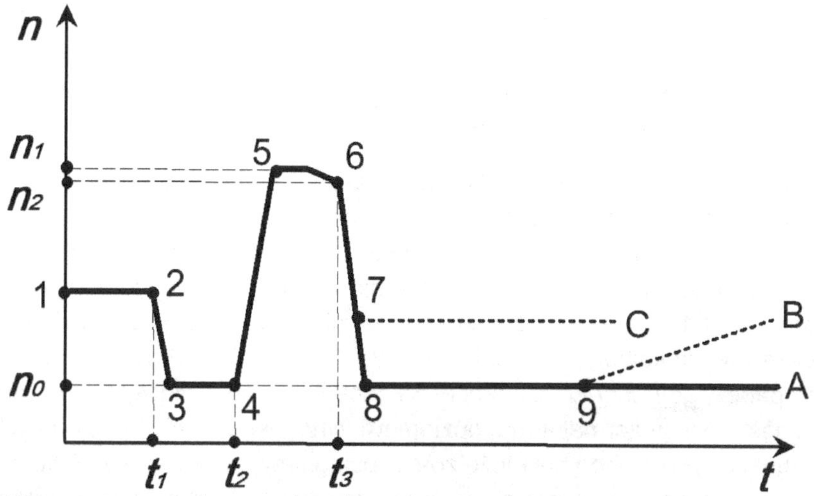

Rys. 23

Ciągła linia pogrubiona pokazuje modyfikację stężenia **S** w procesie przetwarzania. Litery wielkie i odpowiadające im linie oznaczają wyniki leczenia: A - leczenie; B - nawrót; C - niewystarczająco skuteczna terapia; ***n*** -S stężenie; ***n0* - S** stężenie w normie (stan spoczynku bez stresu fizycznego). Stężenie pozakomórkowych kwasów nukleinowych zwiększa się podczas ćwiczeń fizycznych, ale następnie dochodzi do stanu początkowego po nich. Takie krótkotrwałe jej zwiększenie jest wariantem normy; ***n1* -** maksymalne stężenie **S**; ***n2* -** punkt statystycznie wiarygodnego obniżenia stężenia **S** (kilka wymiarów wykazujących stałą tendencję do obniżania stężenia produktu replikatora wtórnego); ***t*** - czas; ***t1*** - czas rozpoczęcia blokady wydalania; ***t2* -** czas rozpoczęcia radioterapii; ***t3* -** blokada wydalania i czas zakończenia radioterapii.

(1-2) - Poziom stężenia **S** przed rozpoczęciem terapii enzymami wydalania - blokerami; (2-3) - Stężenie **S** malejące do normalnego poziomu po rozpoczęciu terapii enzymami wydzielania - blokerami; (3-4) - stan blokady przed rozpoczęciem chemioterapii; (4-5) - Zwiększenie stężenia **S** po rozpoczęciu radiochemioterapii (punkt 4) wynikające z chemolizy komórek nowotworowych; (5-6) - Granica stężenia **S** po zakończeniu radioterapii (punkt 6); (6-8) - obniżenie stężenia **S** do normalnego poziomu po zakończeniu chemioterapii w przypadku skutecznego leczenia (8-9-A); (6-7) - obniżenie stężenia **S** do poziomu przekraczającego normę po zakończeniu chemioterapii w przypadku nieskutecznego leczenia (7-C); (6-8) - obniżenie stężenia **S** do normalnego poziomu po zakończeniu chemioterapii w przypadku leczenia z późniejszym nawrotem (8-9-B)

Komentarz do schematu (Rys.23). Pacjent z chorobą nowotworową wykazuje zwiększone początkowe stężenie niektórych składników S, dokładnie pierwotnych i wtórnych onco-markerów (sekcja ukośna 1-2). Leczenie rozpoczyna się od zablokowania wydalania produktu replikatora wtórnego (t1). W rezultacie zmniejsza się poziom koncentracji tych markerów kokainowych (sekcja 2-3). Program pokazuje idealny przypadek, gdy przy końcu procesu koncentracji obniżającej się poziom ten jest równy normalnemu poziomowi (***n0***; pkt 3). W rzeczywistych warunkach poziom ten nie może zostać osiągnięty, ponieważ komórka ma również metody wydalania nie pęcherzykowego (73), dzięki którym pełna blokada wydalania jest prawie niemożliwa. Ponadto należy również rozważyć wpływ takiej blokady na normalne komórki. W każdym razie, im bliżej punktu 3 do poziomu ***n0***, tym skuteczniejsze leczenie. Jeśli blokada jest tak skuteczna, że poziom wydalania jest obniżony do normalnego, kolejny etap leczenia może nie być konieczny: Ze względu na nieliniowość procesów zachodzących w systemie rozpraszania komórek nowotworowych, stężenie produktów replikacji wzrasta w postępie geometrycznym, co pociąga za sobą zatrzymanie istnienia tej komórki nowotworowej.

Po tym jak pierwotny i wtórny poziom onco-markerów przestał spadać i osiągnął statystycznie wiarygodny poziom stabilizacji 4, który jest określany za pomocą pomiaru dwu- lub trójwymiarowego, rozpoczyna się radioterapia lub chemioterapia (***t2***). W wyniku chemolizy komórek nowotworowych, ich produkty rozpadu przedostają się do krwi, a **S** jest zwiększone. Jego poziom osiąga maksymalny wymiar (***n1;*** punkt 5), po czym zaczyna się zmniejszać. Gdy osiągnie punkt statystycznie wiarygodnego spadku poziomu (***n2***), który jest określony przez pomiar dwu- lub trójwymiarowy, blokada wydalania i radioterapia zostają zatrzymane (***t3;*** punkt 6). Po zakończeniu zabiegu możliwe są różne jego rezultaty. Jeśli poziom stężenia produktu replikatora wtórnego jest znormalizowany (***n0;*** punkt 8) i pozostaje niezmieniony, możemy mówić o leczeniu z powodu raka (linia prosta A). Jeżeli ten poziom nie mieści się w normie (punkt 7), leczenie jest niewystarczające, a hipercykl nowotworowy nadal istnieje (linia prosta C). Jeśli po pewnym czasie poziom ten zacznie wzrastać (punkt 9, linia prosta B), należy uznać to za nawrót choroby nowotworowej. W przypadku B i C wymagane jest powtórzenie terapii.

Jakkolwiek paradoksalnie by to nie brzmiało, "twardą strategię" można scharakteryzować starożytną łacińską ekspresją Similia similibus curentur ("Like cures like" [lat.]), chociaż dana metoda nie jest związana z tą zasadą homeopatii. Tak jak rak jest generowany przez autonomizację replikatorów wtórnych, tak samo my dążymy do autonomizacji guza nowotworowego poprzez blokowanie sygnałów pomiędzy nim a zdrowymi tkankami. Tak jak rak jest generowany przez rozwarstwienie cyklu granicznego replikacji komórek wynikające z oddziaływania na niego czynników uszkadzających, tak i my mamy wpływ na ten sam cykl graniczny z tymi samymi czynnikami uszkadzającymi, które powodują przeniesienie hipercyklu nowotworowego ze stanu wielostabilnego do chaosu.

"Miękka strategia".

Istotą "miękkiej strategii" jest spowolnienie lub całkowite przerwanie replikacji replikatora wtórnego w celu pozbawienia komórki nowotworowej stabilności i przekształcenia jej z replikatora wiclopierścieniowego w stabilny monopowielacz (rys.22). Po takiej stabilizacji komórka nowotworowa traci zdolność do hipermutagenezy. Po zahamowaniu wtórnego hipercyklu, kolejnym etapem leczenia jest zastosowanie immunoterapii, która w tym przypadku powinna być bardziej skuteczna niż stosowanie jej bez uprzedniego przygotowania inhibitorów wtórnych replikatorów. Aby zastosować tę strategię, ważne jest, aby wiedzieć, który dokładnie wtórny replikator jest składnikiem hipercyklu kancerogenicznego. Jeśli jest to replikator oparty na replikacji RNA, należy zastosować inhibitory RNAse, które obejmują onkonazę (193, 194) i pirogallol (195, 19)6). Jeśli jest to replikator oparty na replikacji DNA, należy zastosować wysoce błędny inhibitor DNAse. Skuteczność hamowania można ocenić poprzez normalizację odpowiednich kwasów nukleinowych lub wysoce błędne DNA we krwi pacjenta. Graficznie, traktowanie z zastosowaniem "miękkiej strategii" można przedstawić w następujący sposób:

Proces leczenia oceniany jest nie na podstawie sumy wszystkich elementów molekularnych wydzielanych przez komórkę nowotworową, jak w przypadku "twardej strategii", ale na podstawie poziomu stężenia produktu replikatora wtórnego betonu **x**, którego możliwe typy zostały wymienione w sekcji "Możliwe typy replikatora wtórnego".

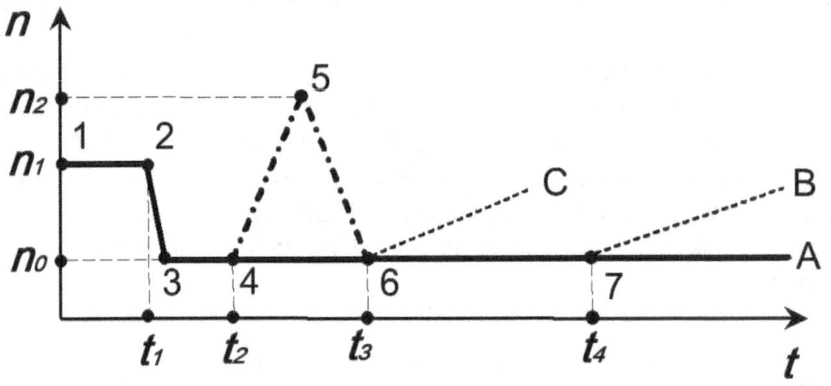

Rys. 24

Ciągła linia pogrubiona pokazuje modyfikację stężenia **x** w procesie przetwarzania. Litery wielkie i odpowiadające im linie oznaczają wyniki leczenia: A - leczenie; B - nawrót; C - niewystarczająco skuteczna terapia. ***n*** -x stężenie; ***n0*** - **x** stężenie w normie (stan spoczynku bez stresu fizycznego). Stężenie pozakomórkowych kwasów nukleinowych zwiększa się podczas ćwiczeń fizycznych, ale następnie dochodzi do stanu początkowego po nich. Takie krótkotrwałe jej zwiększenie jest wariantem normy; ***n1*** - stężenie **x** wydzielanego przez komórki nowotworowe; ***n2*** - szczyt zwiększenia stężenia cfDNA. cfDNA jest bio-markerem skuteczności immunoterapii (197) Na wykresie zakrzywiona cfDNA jest oznaczona przerywaną linią przechodzącą przez punkty 4, 5 i 6. Przedstawia ją oddzielna linia różniąca się od linii **x**, ponieważ nie wiemy, który dokładnie replikator wtórny jest wydzielany przez komórkę nowotworową. ***t*** - czas; ***t1*** - czas rozpoczęcia blokady replikatora wtórnego; ***t2*** - czas rozpoczęcia immunoterapii; ***t3*** - czas zakończenia blokady replikatora wtórnego, ***t4*** - zwiększenie stężenia produktu replikatora wtórnego w przypadku nawrotu. (1-2) - poziom stężenia **x** przed rozpoczęciem terapii blokady replikatora wtórnego; (2-3) - poziom stężenia **x** obniżający się do normalnego poziomu po rozpoczęciu terapii blokady replikatora wtórnego; (3-4) - stan blokady przed rozpoczęciem immunoterapii; (4-5) - zwiększenie stężenia cfDNA po rozpoczęciu immunoterapii (punkt 4) w dalszej blokady replikatora wtórnego (linia 4-6); (5-6) - obniżenie stężenia cfDNA. Immunoterapia i koniec blokady replikatora wtórnego (punkt 6); (6-7-A) - normalne stężenie **x** po immunoterapii. Uzdrawianie; (6-C) - **x** zwiększenie stężenia do poziomu powyżej normy po zakończeniu immunoterapii. Nieskuteczne leczenie; (6-7-B) - **x** wzrost stężenia po upływie czasu ***t3*** - t4 po zakończeniu leczenia. Powtarzalność.

Komentarz do schematu (Rys.24). Pacjent z chorobą nowotworową wykazuje zwiększone początkowe stężenie produktu replikacji wtórnej we krwi (odcinek ukośny 1-2). Leczenie rozpoczyna się od zablokowania replikatora wtórnego (***t1***). W rezultacie obniża się poziom stężenia produktu replikatora wtórnego (sekcja 2-3). Po ustąpieniu spadku poziomu produktu replikacji wtórnej i osiągnięciu statystycznie wiarygodnego poziomu stabilizacji 4, który jest określany za pomocą dwu- lub trójwymiarowego pomiaru, rozpoczyna się immunoterapia (***t2***). W rezultacie wzrasta poziom cfDNA, który osiąga maksymalny wymiar (***n2***; punkt 5), po czym zaczyna się zmniejszać. Po osiągnięciu statystycznie wiarygodnego poziomu redukcji (***n2***), który określany jest za pomocą pomiaru dwu- lub trójwymiarowego, kończy się blokada wtórna replikatora i immunoterapia (***t3;*** punkt 6). Po zakończeniu zabiegu możliwe są różne jego rezultaty. Jeśli poziom stężenia produktu replikatora wtórnego jest znormalizowany (***n0***) i pozostaje niezmieniony, możemy mówić o leczeniu z powodu raka (linia prosta 6-7- A). Jeśli ten poziom nie mieści się w normie, leczenie jest niewystarczające, a hipercykl nowotworowy nadal istnieje (linia prosta 6-C). Jeśli po pewnym czasie poziom ten zacznie wzrastać (linia prosta 7B), należy uznać to za nawrót choroby nowotworowej. W przypadku B i C wymagane jest powtórzenie terapii.

Porównując te dwie strategie, każda z nich ma swoje zalety i wady. Korzyścią "twardej strategii" jest fakt, że może ona być praktycznie stosowana już teraz # naturalnie, jako metoda eksperymentalna na zwierzętach # bez oczekiwania na wyniki badań w celu wykrycia konkretnego wtórnego mechanizmu molekularnego replikatora. Wystarczy tylko ocenić sumaryczny poziom kwasów nukleinowych i enzymów we krwi. Wadą jest prawdopodobnie wysoka częstotliwość występowania efektów ubocznych.

Korzyścią "miękkiej strategii" jest mniejsza liczba efektów ubocznych w porównaniu z twardą strategią, ponieważ podstawą jest immunoterapia, która ma mniejszy toksyczny wpływ na organizm. Wadą jest konieczność poznania mechanizmu molekularnego replikatora wtórnego betonu, który wymaga dodatkowych badań.

Bez względu na to, jaką strategię leczenia wybierze lekarz, starożytna zasada "Po pierwsze, nie szkodzić" (Primum non nocere) pozostaje niezmieniona. Każdy rodzaj leczenia ma na celu zniszczenie komórek nowotworowych i oszczędzenie normalnych komórek. Strategia "twarda" i "miękka" pociągają za sobą śmierć komórek nowotworowych w wyniku apoptozy. Po apoptozy komórki nowotworowe sprzyjają proliferacji ocalałych komórek nowotworowych poprzez wydzielanie apoptotycznych pęcherzyków zewnątrzkomórkowych (apoEV) wzbogaconych różnymi składnikami spliceosomów (45). Ponadto komórki nowotworowe spożywają substancje pozostające po rozpadzie komórek nowotworowych umierających w wyniku terapii nowotworowej przy pomocy makropiNocytozy. Te makropinocytozowane białka komórek martwiczych stymulują syntezę nowych białek w komórkach nowotworowych. Mechanizm taki opisano w przypadku leczenia raka gruczołu krokowego (198).

Strategia "twarda" i "miękka" pociągają za sobą również wydzielanie zwiększonej ilości cfDNA i zwiększonej ilości innych biologicznie czynnych substancji, takich jak fosfolipid S1P. W tym przypadku umierające komórki nowotworowe powodują proliferację, angiogenezę i limfogenezę przez makrofagi oraz sprzyjają progresji nowotworów, co zostało szczegółowo opisane w części "Ewolucja hipercyklu nowotworowego w przestrzeni kosmicznej" (44).

W rezultacie, zamiast pozytywnego wyniku leczenia, wynikiem może być hiperpostępowanie nowotworów, co czasami można zaobserwować w immunoterapii (199). Zamiast stymulacji odporności organizmu pacjenta, wynikiem może być stymulacja "odporności" nowotworu w postaci makrofagów związanych z nowotworem przeciwko organizmowi pacjenta. Dlatego po zakończeniu leczenia, kiedy komórki nowotworowe umierają, wymagana jest ochrona przed działaniem tych biologicznie czynnych substancji. Jung et al udało się zahamować aktywność S1P w eksperymencie (44), który tłumił angiogenezę limfy i przerzuty u myszy.

W przypadku apoptotycznej sekrecji pęcherzyków pozakomórkowych (apoEVs), hipotetycznie możliwe jest takie samo zablokowanie ich sekrecji jak blokada sekrecji egzosomów opisana w rozdziale "Strategia twarda".

Takie figury ochronne z naszą hipotezą o hipercyklu nowotworowym: Poprzez zakłócanie sprzężenia zwrotnego pomiędzy umierającymi komórkami nowotworowymi a komórkami immunologicznymi oraz (lub) pomiędzy umierającymi komórkami nowotworowymi a komórkami, które przetrwały po terapii, niszczymy wtórne reakcje cykliczne. Eliminując wtórne reakcje cykliczne, osłabiamy pierwotny hipercykl i czynimy go bardziej wrażliwym na terapię. Tutaj mamy do czynienia z interakcją materiału żywego i nieożywionego: Żywe komórki nowotworowe współdziałają z umierającymi lub martwymi komórkami nowotworowymi. Wskazuje to na uniwersalny charakter hipercyklu nowotworowego, który nie ogranicza się jedynie do interakcji z replikatorami.

Oprócz leczenia nowotworów, jednym z możliwych rezultatów leczenia może być generowanie zarówno wczesnych, jak i późnych nawrotów. Powstanie tych nawrotów jest możliwe zarówno ze względu na kancerogenezę pośmiertną, jak i patomorfizm: modyfikacja komórek nowotworowych w wyniku leczenia. Wczesne nawroty są generowane przez kancerogenezę pośmiertną, a późne przez patomorfizm.

Kancerogeneza post mortemowa

Post mortem cancerogenesis oznacza włączenie substancji pochodzących z martwych komórek nowotworowych do hipercyklu nowotworowego. Obejmuje to wspomnianą powyżej sekrecję apoptotycznych pęcherzyków zewnątrzkomórkowych (apoEVs) wzbogaconych różnymi składnikami spliceosomów, lub w postaci wyżej wspomnianego hiper-progresu nowotworowego na skutek stymulacji makrofagów oraz makropinocytozy, gdy makropinocytozowane białka martwiczych komórek stymulują syntezę nowych białek w komórkach raka gruczołu krokowego. Zaangażowanie tych składników pośmiertnych w hipercykl nowotworowy pociąga za sobą jego dalszy rozwój i wczesne nawroty nowotworowe.

Reakcje cykliczne wspomagające odporność komórek nowotworowych na chemioterapię i radioterapię. Patomorfoza nowotworowa

Pod wpływem niewystarczającej chemioterapii, tzn. chemioterapii wykonywanej z niskimi dawkami lub nie na wystarczająco długi okres czasu, komórki nowotworowe nabierają odporności na nią, tak jak bakterie nabierają odporności na niewystarczającą terapię antybakteryjną. Ta odporność pojawia się w późnych pokoleniach nawrotów nowotworów.

Późne nawroty są generowane z powodu tworzenia olbrzymich komórek raka macierzystego, które inicjują różne klony komórkowe w trakcie gigantycznego cyklu komórkowego opisanego w sekcji "Wielki cykl komórkowy jako hipercykl nowotworowy". Te gigantyczne komórki są w stanie pozostać nieaktywne przez długi czas, co wyjaśnia późne pokolenie nawrotów.

Poza cyklem, niskie dawki pacitakselu pobudzały stan zapalny i inicjowały transformację nabłonkowo-mesenchymalną, która wzmocniła migrację komórek nowotworowych, inwazję i przerzuty. Leczenie inhibitorem NF κB (czynnik jądrowy -κB) BAY117082 (BAY) spowodowało znaczne zahamowanie aktywności pobudzającej zapalenie w przypadku pacitakselu w małej dawce (200).

Pod wpływem radioterapii i chemioterapii, podklasa endogennych retrowirusów (ERV), które angażują wrodzony sygnał immunologiczny w małe komórki raka płuc. Stymulowane 3 główne sekwencje kodowania antysensowego retrowirusowego (SPARCS) są zorientowane odwrotnie w 3′ nieprzetłumaczonych regionach specyficznych genów wzbogaconych do regulacji przez STAT1 (przetwornik sygnału i aktywator transkrypcji 1) i EZH2 (Enhancer of zeste homolog 2). Depresja tych loci powoduje dwuniciową generację RNA po ekspozycji IFN-γ z powodu dwukierunkowej transkrypcji z promotora genu aktywowanego przez STAT1 i 5' długiej końcowej powtarzalności antysensownego ERV. Zaangażowanie MAVS (Mitochondrial Antiviral Signaling Protein) i STING (stymulator genów interferonu) aktywuje sygnalizację TBK1, IRF3 i STAT1, podtrzymując dodatnie sprzężenie zwrotne (108).

W tym przypadku mamy również hipercykl nowotworowy przedstawiony przez endogenne retrowirusy zaangażowane w reakcję cykliczną.

Pod wpływem promieniowania szlak interferonowy STING/typu I wzmacnia tłumiące zapalenie w nowotworach poprzez częściową rekrutację komórek szpikowatych za pośrednictwem szlaku CCR2(C-C chemokine receptor typ 2). Działanie immunosupresyjne radioterapii i agonistów STING może zostać zniesione u ludzi poprzez strategię translacyjną obejmującą leczenie przeciwciałami anty-CCR2 w celu poprawy radioterapii (201)

Terapia przedoperacyjna i adiuwantowa

Dynamiczna struktura hipercyklu nowotworowego, traktowanego jako hipercykl wtórny, a nie tylko hipercykl pierwotny, jest zróżnicowana. Dlatego też środki terapeutyczne mające na celu jego eliminację muszą być tak samo zróżnicowane. W związku z tym wymagane są nie tylko inhibitory wpływające na pierwotny hipercykl, takie jak blokery GTPases Rab, w pierwszej linii blokerów GTPase Rab27, blokery Munc13-4 lub onkonazy, ale także inhibitory zapobiegające kancerogenezie pośmiertnej: blokery makropinocytozy lub inhibitory S1P. Rola inhibitorów różnych kinaz, inhibitorów SCO, inhibitorów angiogenezy lub preparatów hormonalnych, czyli preparatów wpływających na wtórne reakcje cykliczne, polega na przygotowaniu się do głównego leczenia opisanego w rozdziałach "Strategia twarda" i "Strategia miękka". Ich celem jest zmniejszenie wielkości hipercyklu nowotworowego do wielkości hipercyklu podstawowego i tym samym osłabienie go (hipercyklu podstawowego). W ten sposób są one terapią bezoperacyjną. Blokery makropinocytozy i (lub) inhibitory S1P są terapią adiuwantową. Są one przepisywane pod koniec leczenia, aby zapobiec nawrotom wczesnego zachorowania na raka.

Grupa blokerów przepisywanych w celu zapobiegania oporności na radio- i chemioterapię obejmuje inhibitor BAY117082 (BAY) i przeciwciało anty-CCR2. Onkonaza może również odgrywać tę samą rolę, jeśli dojdzie do endogennych wirusów powodujących taką odporność i opisanych w rozdziale "Reakcje cykliczne wspomagające odporność komórek nowotworowych na chemioterapię i radioterapię". Patomorfoza nowotworowa".

Monitorowanie przetwarzania

Monitorowanie leczenia nowotworów i wykrywanie ich we wczesnych stadiach rozwoju jest już stosowane w metodzie "biopsji płynnej" (202)

Oprócz pierwotnych markerów nowotworowych wykrywanych metodą "ciekłej biopsji", oceniamy rozprzestrzeniający się hipercykl nowotworowy za pomocą wtórnych markerów onko opisanych już w rozdziale "Markery nowotworowe i wczesna diagnostyka nowotworowa".

Porównanie dwóch podejść do leczenia nowotworów

Mamy dwa podejścia do leczenia nowotworów: holistyczne przedstawione w tej książce i redukcjonistyczne, które stosujemy obecnie. Porównajmy te dwa podejścia. Jakie są ich zalety i wady? (Tab.2, strona 102)

Za metodą holistyczną przemawia również praktyka stosowania inhibitorów, które same tłumią cykliczne reakcje hipercykliczne, takich jak inhibitory syntezy RNA, inhibitory TOP, inhibitory angiogenezy, inhibitory hormonalne.

Wymieniwszy tak wiele słów uznania dla metody leczenia holistycznego, nie można zignorować jej istotnych wad. Jednym z nich jest fakt, że zawartość podwyższonych kwasów nukleinowych i innych składników hipercyklu nowotworowego można zaobserwować również w innych chorobach, a nawet w stanach fizjologicznych, np. wysiłek fizyczny. Dlatego dla precyzyjnej diagnostyki należy wziąć pod uwagę nasilenie markerów biopsji płynnej w tych chorobach oraz stan fizjologiczny pacjenta. Kolejną wadą jest niewystarczający etap badań nad "cichym" rakiem, który pojawia się wiele lat po radykalnej terapii. Wspomniany wyżej gigantyczny cykl komórkowy jest obserwowany w 37% wszystkich nowotworów po leczeniu systemowym, a obecnie nie wiadomo, które kwasy nukleinowe, priony czy enzymy są wydzielane do tkanek środowiskowych przez komórkę poliploidalną. Z tych samych powodów nie jest jasne, w jaki sposób monitorować skuteczność preparatów ukierunkowanych na zapobieganie kancerogenezie poporodowej.

Podejście holistyczne	Podejście redukcjonistyczne
Leczenie antycypacyjne. Leczenie rozpoczyna się już na etapie powstawania nowotworu złośliwego.	Leczenie nadrabiania zaległości. Leczenie rozpoczyna się w momencie pojawienia się guza złośliwego, często w zaawansowanym stadium.
Aby zastosować "twardą strategię" leczenia, nie jest wymagane precyzyjne genetyczne dekodowanie kwasów nukleinowych wydzielanych przez komórkę nowotworową. Wystarczy monitorować ich ogólny poziom. Dla "miękkiej strategii" wystarczy wiedzieć, czy podana jest względna ciągłość struktury kwasu nukleinowego wystarczająca do jej replikacji.	Dekodowanie genomu cfDNA nie jest obecnie wiarygodną metodą, a samo dekodowanie genomu nowych klonów komórek nowotworowych jest kosztowną procedurą.
Nie wymaga obowiązkowo stosowania metod diagnostycznych związanych z obrazowaniem nowotworów (tomografia komputerowa, badanie ultrasonograficzne). Głównym kryterium diagnostyki i leczenia jest "biopsja płynna".	Diagnostyka obrazowa jest główną metodą wykrywania i monitorowania leczenia.
Rozsądna wystarczalność "quantum satis" i ostrożne oddziaływanie "noli nocere" są w pełni zrealizowane. Leczenie nowotworów systemowych jest związane z wieloma efektami ubocznymi. Dlatego też zasady te są tak ważne. Dozowanie preparatu jest tak dobrane, że tylko hipercykl jest	Zasady "quantum satis" i "noli nocere" są trudne do zrealizowania, ponieważ nie podano dokładnego kryterium leczenia nowotworów. Zabieg wykonywany jest często przy użyciu preparatów w postaci nadmiernej dawki.

tłumiony. Podane jest dokładne kryterium leczenia nowotworów.	
Zabieg wykonywany jest w jednym lub kilku kursach, po których można stwierdzić, że pacjent goi się na raka. Stwierdzenie to opiera się na zrozumieniu patogenezy nowotworów. Tak więc wydatki na takie leczenie są ostatecznie niższe niż wydatki na leczenie metodami konwencjonalnymi.	W wielu przypadkach leczenie jest prowadzone w sposób ciągły i przez całe życie, tak jak w przypadku inhibitorów angiogenezy w przerzutach raka nerki. Przerwanie kursu oznacza spowodowanie natychmiastowego rozwoju raka. Tak więc wydatki na takie leczenie są ostatecznie wyższe niż wydatki związane ze zrozumieniem patogenezy nowotworowej.

Tab. 2

Wniosek

Nie wiemy, jak leczyć raka, bo nie wiemy, co to jest. Nie wiemy, czym jest rak, ponieważ nie mamy dobrej teorii wyjaśniającej to zjawisko. Drogą do teorii jest sformułowanie hipotezy zdolnej do wyjaśnienia większości faktów związanych z rakiem. Hipoteza ta musi mieć charakter naukowy, tzn. musi być sfałszowana. Po przejściu przez hipotezę testu falsyfikowalności, nabiera ona mocy przewidywania i liczy się jako teoria. Autor ma nadzieję, że sugerowana przez niego hipoteza o hipercyklu nowotworowym może przejść przez te etapy i stać się teorią. Sukcesy w badaniach nad rakiem i leczeniu nowotworów dają ku temu powody. Na przykład, terapia celowana albo w celu zahamowania angiogenezy albo wyeliminowania autostymulacji komórek nowotworowych potwierdza, że tłumienie cyklicznych procesów, które wzmacniają hipercykl nowotworowy, ma znaczący wpływ na czas życia pacjenta na co dzień. Z czasem uświadamiamy sobie, że nowotwory nie mogą być wyleczone żadnymi pojedynczymi lekami czy metodami, tak jak silnik pojazdu, który jest również systemem wzajemnie połączonych elementów, nie może być naprawiony za pomocą jednego śrubokręta. Wymaga to zróżnicowanych zestawów narzędzi oraz określonej kolejności działań. Autor ma nadzieję, że sugerowana diagnostyka i leczenie nowotworu jako holistycznego systemu procesów cyklicznych utworzonego w hipercyklu pomoże w rozwoju tej tendencji.

W tym miejscu chcielibyśmy dokończyć tę książkę.

Literatura

1. Hanahan, D. *et al.* (2000) Cechy charakterystyczne raka. *Komórka*, **100,** 57-70.

2. Gutschner, T. *et al.* (2012) The hallmarks of cancer: a long noncoding RNA point of view. *RNA Biol.* , **9**, 703–719.

3. Hanahan, D. *et al.* (2011) Hallmarks of Cancer: Następne pokolenie. *Komórka*, **144,** 646-674.

4. Micalizzi, D.S. *et al.* (2018) Na szlaku inwazyjnych komórek w raku piersi. *Natura*, **554**, 308.

5. Tuan D Pham, K.I. (2013) Przestrzenny chaos i złożoność w przestrzeni wewnątrzkomórkowej komórek nowotworowych i normalnych komórek. *Theor. Biol. Med. Model.* , **62**,

6. Eales, K.L. *et al.* (2016) Hipoksja i adaptacja metaboliczna komórek nowotworowych. *Onkogeneza*, **5**, e190.

7. Koonin, E.V. (2012) *The Logic of Chance. Natura i źródło ewolucji biologicznej*, Izdatel?stvo Centrpolygraph.

8. Kim, S.B. ae *et al.* (2015) Spontaniczna remisja nowotworowa raka wątrobowokomórkowego. *Koreański J. Gastroenterol. Taehan Sohwagi Hakhoe Chi*, **65**, 312-315.

9. Matsuoka S, S.M., Tamura A, Moriyama M, Fujikawa H, Mimatsu K, Oida T. (2015) Patologiczne dowody przyczyny spontanicznej regresji w przypadku wyciętego raka wątrobowokomórkowego. *Intern Med*, **54**, 25-30.

10. Xu, X. *et al.* (2014) Retinoblastoma regresja spontaniczna: analiza kliniczna i histopatologiczna. *Zhonghua Yan Ke Za Zhi Chin. J. Oftalmol.*, **50**, 729–732.

11. Yasuda, H. *et al.* (2014) Spontaniczna regresja skórnego plazmatyczno-dendritowego nowotworu komórkowego, po której następuje ostra białaczka monocytarna rozwijająca się z zespołu mielodysplastycznego. *Stażysta. Med. Tokyo Jpn.*, **53**, 2717–2720.

12. Tamás, L. *et al.* (2011) Spontaneous remission in localized diffuse large B-cell lymphoma. *Pathol. Oncol. Res. POR*, **17**, 779-784.

13. Spinelli, J.B. *et al.* (2017) Metaboliczny recykling amoniaku poprzez dehydrogenazę glutaminianową wspomaga biomasę raka piersi. *Nauka*, **358**, 941-946.

14. Saleem, S.N. *et al.* (2015) Tumor-Derived Exosomes in Oncogenic Reprogramming and Cancer Progression. *Komórka. Mol. Life Sci. CMLS*, **72**, 1-10.

15. Inal, J.M. *et al.* (2013) Blood/plasma secretome and microvesicles. *Biochim. Biofile. Acta*, **1834**, 2317-2325.

16. Melo, S.A. *et al.* (2014) Cancer Exosomes Perform Cell-Independent MicroRNA Biogenesis and Promote Tumorigenesis. *Komórka ds. nowotworów*, **26**, 707-721.

17. Gravina, S. *et al.* (2016) Ciemna strona krążących kwasów nukleinowych. *Aging Cell*, **15**, 398-399.

18. Zhou J, D.W., Zhang S, Xie L, Liu P, Xie F, Wu J, Cao J. (2012) Nadekspresja polimerazy DNA iota (Polı) w raku kolczystokomórkowym przełyku. *Cancer Sci*, **103**, 1574-9.

19. Futami K, F.Y. (2015) RECQL1 oraz helikazy naprawcze DNA WRN: potencjalne cele terapeutyczne i markery proliferacyjne przeciwko nowotworom. *Front Genet*, **9**, 441.

20. Koag MC, L.S., Lai L. (2014) Strukturalna podstawa nieefektywnego włączenia nukleotydu przeciwstawnej zmiany cisplatyny-DNA w wyniku ludzkiej polimerazy DNA β *J Biol Chem*, **289(45)**, 31341-8.

21. Moschoi, R. *et al.* (2016) Ochronny transfer mitochondrialny ze szpiku kostnego do ostrych komórek białaczki szpiku kostnego podczas chemioterapii. *Krew*, **128,** 253-264.

22. Berridge, M.V. *et al.* (2015) Mitochondrial DNA inicjacji, progresji i przerzutów: Rola poziomego transferu mtDNA. *Cancer Res.* , **75**, 3203-3208.

23. Sansone, P. *et al.* (2017) Pakowanie i transfer mitochondrialnego DNA poprzez egzosomy regulują ucieczkę z uśpienia w odpornym na terapię hormonalną raku piersi. *Proc. Natl. Acad. Sci.* , **114**, E9066-E9075.

24. Sun, X. *et al.* (2016) Rola punktu nastawy mtDNA w różnicowaniu, rozwoju i nowotworzeniu. *Biochem. J.* , **473**, 2955–2971.

25. John, J.C. (2016) Mitochondrial DNA numer kopii i replikacja w przeprogramowaniu i różnicowaniu. *Semin. Cell Dev. Biol.* , **52**, 93–101.

26. Weerts, M.J.A. *et al.* (2018) Tumor-Specific Mitochondrial DNA Variants Are Rarely Detected in Cell-Free DNA. *Neoplasia N. Y. N.*, **20**, 687-696.

27. Ericson, N.G. *et al.* (2012) Decreased Mitochondrial DNA Mutagenesis in Human Colorectal Cancer. *PLoS Genet.* , **8**, e1002689.

28. Singh, K.K. *et al.* (2017) Numtogeneza jako mechanizm rozwoju raka. *Semin. Rak Biol.* , **47**, 101–109.

29. Li, H. *et al.* (2018) Zwiększona liczba kopii mitochondrialnego DNA przewiduje zły rokowanie w przypadku raka płaskonabłonkowego przełyku. *Oncol. Lett.* , **15**, 1014–1020.

30. Jain, A. *et al.* (2018) Elevated mitochondrial DNA copy numbers in pediatric acute lymphoblastic leukemia: Potencjalny biomarker do przewidywania gorszego przeżycia. *Pediatra. Rak krwi*, **65 lat,**

31. Masuike, Y. *et al.* (2018) Rak płaskonabłonkowy przełyku z niską liczbą kopii mitochondrialnych ma cechy mezenchymalne i macierzyste oraz przyczynia się do złego rokowania. *PLOS ONE*, **13**, e0193159.

32. Kalsbeek, A.M.F. *et al.* (2018) Altered mitochondrial genome content signals worse pathology and prognosis in prostate cancer. *Prostata*, **78**, 25-31.

33. Wisnovsky, S. *et al.* (2018) DNA Polymerase θ Zwiększa Mutational Rates in Mitochondrial DNA. *ACS Chem. Biol.* 10.1021/acschembio.8b00072.

34. Belin, S. *et al.* (2009) Dysregulation of ribosome biogenesis and translational capacity is associated with tumor progression of human breast cancer cells. *PloS 1*, **4**, e7147.

35. Pelletier, J. *et al.* (2017) Biogeneza ryb łososiowatych w chorobie nowotworowej: nowi gracze i możliwości terapeutyczne. *Nat. Rev. Cancer*, DOI: 10.1038/nrc.2017.104.

36. Dou, Z. *et al.* (2017) Chromatyna cytoplazmatyczna wywołuje zapalenie w senescencji i chorobie nowotworowej. *Natura*, **4** DOI: 10.1038/nature24050,

37. Chiu, Y.-F. *et al.* (2017) Wirus opryszczki kojarzony z mięsakiem Kaposiego stabilnie grupuje swoje genomy przez całe pokolenia, aby utrzymać się na zewnątrz. *J Cell Biol*, **216**, 2745-2758.

38. Xie CM, S.Y., Wei D, Zhao L, Marchetto S, Mei L, Borg JP (2015) Erbin jest nowym substratem ligazy Sag-βTrCP E3 regulującej nowotworzenie skóry wywołane przez KrasG12D. *J Cell Biol*, **209(5)**, 721-38.

39. Köhler Alwin, H.E. (2010) Gene regulation by nucleoporins and links to cancer. *Mol Cell*, **38**, 112.

40. Niu, N. *et al.* (2016) Powiązanie reorganizacji genomowej z inicjacją guza poprzez cykl olbrzymich komórek. *Onkogeneza*, **5**, e281.

41. Wu, X. *et al.* (2015) Aberrant reduction of telomere repetitive sequences in plasma cell-free DNA for early breast cancer detection. *Oncotarget*, **6**, 29795-29807.

42. Shipulin, O.J. *et al.* (2015) *Detectability of Genotypes of Human Papillomavirus of High Cancerogenic Risk in Cancer and Pre-cancerous Pathology of the Cervix*, Central Scientific Research Lab of Epidemiology of the Federal Service for Supervision of Consumer Rights Protection and Human Well-Being ("Rospotrebnadzor").

43. Engblom, C. *et al.* (2017) Osteoblasty zdalnie zasilają guzy płuc w nowotwory SiglecFhigh neutrophils. *Nauka*, **358,** Eaal5081.

44. Jung, M. *et al.* (2016) Lipokalina 2 z makrofagów stymulowanych przez komórki nowotworowe sfingozyny 1-fosforan promuje limfangiogenezę i przerzuty nowotworowe. *Sci. Sygnał.* **9**, ra64.

45. Pavlyukov, M.S. *et al.* (2018) Apoptotic Cell-Derived Extracellular Vesicles Promote Malignancy of Glioblastoma Via Intercellular Transfer of Splicing Factors. *Komórka nowotworowa*, **0,**

46. Гиперкальциемия паранеопластическая гуморальная: ведение (Paraneoplastyczna hiperkalkemia humoralna: Wprowadzenie). [Online]. Dostępne: http://humbio.ru/humbio/eclin/0007038c.htm. [Dostęp: 02-Jul-2018].

47. Menter, D.G. *et al.* (2017) Platelet "First Responders" in Wound Response, Cancer, and Metastasis. *Rak Metastasis Rev.* , **36**, 199-213.

48. Frolov, I.T. (1981) *Philosophy Dictionary*, Politizdate.

49. МЕХАНИЦИЗМ - это..... Что такое МЕХАНИЦИЗМ? (Encyklopedia filozoficzna).... [Online]. Dostępne: https://dic.academic.ru/dic.nsf/enc_philosophy/715/%D0%9C%D0%95%D0%A5%D0%90%D0%9D%D0%98%D0%A6%D0%98%D0%97%D0%9C. [Dostęp: 18 września-2018 r.].

50. Scherr, M.J. *et al.* (2017) Noise in the Machine: Alternatywna ścieżka pobierania próbek jest regułą podczas replikacji DNA. *BioEssays News Rev. Mol. Komórka. Dev. Biol.* 10.1002/bies.201700159.

51. Hermeneutyka jako filozofia rozumienia - Ogólny kurs filozofii. Część I (Hermeneutyka jako filozofia koncepcji). *Filozofia. Podstawowe pojęcia filozofii.* 25-Dec-(2011)

52. PRoAtom - Формирование структуры ядер атомов и причины радиоактивного распада (PRoAtom - Atome structure nuclei forming and

reasons for radioactive decay). [Online]. Dostępne: http://www.proatom.ru/modules.php?name=Newsile=printid=5359. [Dostęp: 18 września-2018 r.].

53. 02-Jun-(2018) , Некласическая наука: специфика формирования и развития (Nauki nieklasyczne: specyfikacja formowania i rozwoju). [Online]. Dostępne: https://www.ifilosofia.ru/otvety-na-voprosy-po-istorii-i-filosofii-nauki/554-neklassicheskaja-nauka-specifika-formirovanija-i.html. [Dostęp: 02-Jun-2018].

54. Haken, H. (1985) *Synergetics: Hierarchia niestabilności w systemach samoorganizacji*, Moskwa.

55. Студенческий медиацентр МГМСУ им. А. И. Евдокимова Лекция *№ 3 профессора Моисеева В. И. "Холизм и редукционизм в биологиии медицине" (Nr wykładu. 3 profesora Moiseeva V. I. "Holizm i redukcja w biologii i medycynie" Nauka studenckiego centrum medialnego Uniwersytetu Moskiewskiego),*

56. Schleiermacher, F. (1977) *Hermeneutics*, Scholars Press.

57. Rysnichenko., G.Y. (2014) , Klasyczne modele procesu komórkowego, Projekt komórki matematycznej. Kierownik projektu Dr.phys.matematyka. V.D.Lahno.

58. Weston, A. *et al.* (2003) Multistage Carcinogenesis. *Holl.-Frei Cancer Med. Szósty Ed.* na stronie internetowej <https://www.ncbi.nlm.nih.gov/books/NBK13982/>.

59. Lodowisko, A.B. *et al.* (1999) *Introduction to the Modern Theory of Dynamical Systems*, Factorial.

60. Bogdanov, A.A. (2003) *Tektologia: Uniwersalna nauka organizacyjna*, Moskwa.

61. Sedov, E. 28-Jan-(1993) , Informational-entropic properties of social systems.

62. Zyrell, S. "Efekty QWERTY", "Zależność od drogi" i prawo hierarchicznej kompensacji. . [Online]. Dostępne: http://ecsocman.hse.ru/text/16213158. [Dostęp: 13 września-2018 r.].

63. H.Haken (2003) *Święte tajemnice natury. Synergetics: nauczanie coachingu.* Moskwa-Izhevsk.

64. Eigen M., S.P. (1982) *Hipercykl. Cennik Naturalnej Samoorganizacji*, wydawnictwo Springer.

65. Stephens, P.J. *et al.* (2011) Massive Genomic Rearrangement Acquired in a Single Catastrophic Event during Cancer Development. *Komórka*, **144,** 27-40.

66. Baca, S.C. *et al.* (2013) Punctuated Evolution of Prostate Cancer Genomes. *Komórka*, **153**, 666-677.

67. Tonegawa, S. (1983) Somatyczne pokolenie różnorodności przeciwciał. *Natura*, **302**, 575-581.

68. Wang Y, Z.G., Chen X, Hu X, Zhang R, Du Y, Zang W, Dong Z. (2014) Wzmocnienie wyciszającej polimerazy DNA? na wrażliwość radioterapeutyczną linii komórkowych raka przełyku ludzkiego. *Tumour Biol*, **35**, 10067-74.

69. Sekimoto T, Y.T., Oda T, Kurashima K, Hanaoka F. (2015) W replikację DNA zaangażowane są zarówno polimerazy o wysokiej jak i niskiej wierności z rodziny Y. *Mol Cell Biol*, **35**, 699-715.

70. Illmensee, K. *et al.* (1976) Totipotencja i normalne różnicowanie pojedynczych komórek teratokarcynoma sklonowanych przez wstrzyknięcie do blastocyst. *Proc. Natl. Acad. Sci. U.S.A.* , **73**, 549-553.

71. Mintz, B. *et al.* (1975) Normal genetically mosaic mice produced from malignant teratocarcinoma cells. *Proc. Natl. Acad. Sci. U.S.A.* , **72**, 3585-3589.

72. Schmitt, M.W. *et al.* (2012) Wpływ heterogeniczności genetycznej na raka: Schmitt et al. *Ann. N. Y. Acad. Sci.* , **1267**, 110-116.

73. Helmig, S. *et al.* (2015) Uwalnianie bezkomórkowego DNA w trakcie wysiłku fizycznego następuje niezależnie od pęcherzyków pozakomórkowych. *Eur. J. Appl. Physiol.* , **115**, 2271-2280.

74. Wagenbauer, K.F. *et al.* (2017) Gigadalton scale-programmable DNA assemblies. *Natura*, **552**, 78-83.

75. Rusztowania DNA Spruijt, E. *et al.* (2018) wspierają stabilne i jednolite nanoproje peptydowe. *Nat. Nanotechnol.* 10.1038/s41565-018-018-0139-6.

76. Ambrosetti, A. *et al.* (2016) Wahania gęstości ładunku i interakcje van der Waalsa w nanoskali. *Nauka*, **351**, 1171-1176.

77. Компактизация ДНК (zagęszczanie DNA). . [Online]. Dostępne: http://humbio.ru/humbio/genexp/0008655a.htm. [Dostęp: 18 września-2018 r.].

78. Supotnitsky, M.V. (2007) Do kwestii zakażenia HIV wirusem HIV z pandemią HIV/AIDS wśród innych procesów zakaźnych, epidemicznych i pandemicznych. W kwestii zakażenia wirusem HIV pandemia HIV wśród innych procesów zakaźnych, epidemicznych i pandemicznych. 1

79. Hausmann, M. *et al.* (2017) Challenges for Super-Resolution Localization Microscopy and Biomolecular Fluorescent Nano-Probing in Cancer Research. *Int. J. Mol. Sci.* , **18,**

80. Bakhoum, S.F. *et al.* (2018) The Multifaceted Role of Chromosomal Instability in Cancer and Its Microenvironment. *Komórka*, **174**, 1347-1360.

81. Dou, Z. *et al.* (2017) Chromatyna cytoplazmatyczna wywołuje zapalenie w senescencji i chorobie nowotworowej. *Natura*, **550**, 402.

82. Brunetti, L. *et al.* (2017) Streszczenie 1031: Przemieszczenie jądrowe NPM1c powoduje zróżnicowanie końcowe i zatrzymanie wzrostu komórek. *Cancer Res.* , **77**, 1031-1031.

83. Coppé, J.-P. *et al.* (2010) The Senescence-Associated Secretory Phenotype: Ciemna strona tłumienia nowotworów. *Annu. Rev. Pathol.* , **5**, 99–118.

84. Harley, C.B. *et al.* (1990) Telomeres skracają się podczas starzenia się fibroblastów ludzkich. *Natura*, **345**, 458-460.

85. Majer, W. *et al.* (2015) Potencjalne podejścia i ostatnie postępy w odkrywaniu biomarkerów w czystokomórkowym raku nerkowym. *J. Rak*, **6**, 1105-1113.

86. Tissot, C. *et al.* (2015) Krążące wolne stężenie DNA jest niezależnym prognostycznym biomarker w raku płuc. *Eur. Oddech. J.* , **46**, 1773–1780.

87. Tateishi-Karimata, H. *et al.* (2017) Destabilizacja DNA G-Quadruplexes by Chemical Environment Changes during Tumor

Progression Facilitates Transcription. *J. Am. Chem. Soc.* , DOI: 10.1021/jacs.7b09449.

88. Dang, C.V. (2017) Karmienie szału dla komórek nowotworowych. *Nauka*, **358**, 862-863.

89. Poulose, N. *et al.* (2018) Genetyka metabolizmu lipidów w raku gruczołu krokowego. *Nat. Genet.* 10.1038/s41588-017-0037-0.

90. Scholz W., Schutze, K....Kunz, W. *et al.* (1990) Phenobarbital wspomaga tworzenie reaktywnego tlenu w nowotworowych guzkach wątroby szczura. *Cancer Res,*

91. Dong, L.-F. *et al.* (2017) Horyzontalny transfer całych mitochondriów przywraca potencjał nowotworowy komórek nowotworowych pozbawionych DNA mitochondrialnego. *eLife*, **6,**

92. Fife, C.M. *et al.* (2014) Movers and shakers: cell cytoskeleton in cancer metastasis. *Br. J. Pharmacol.* , **171**, 5507–5523.

93. Gulluni, F. *et al.* (2017) Mitotic Spindle Assembly and Genomic Stability in Breast Cancer Require PI3K-C2α Scaffolding Function. *Komórka nowotworowa*, **32**, 444-459.e7.

94. Royba, E.A. *et al.* (2013) Molekularne mechanizmy przetrwania wirusa zapalenia wątroby typu C. *Dalekowschodni J. Infect. Pathol.* , **13**, 80–92.

95. Izmaylova, J.S. (1995) , Development of Basic Theories of Generation and Evolution of Viruses. , Chief Certificate Commission of Russian Federation 07.00.10.

96. B. N. Fields, S.H., D.M. Knipe, F.A. Murphy (1989) *Fundamental Virology*, w 3 VolMoscow.

97. Zeller, M. *et al.* (2018) Kość kręgosłupa wirusów RNA odkryta. *Natura*, DOI: 10.1038/d41586-018-03923-w.

98. Naorem, S.S. *et al.* (2017) Mutageniczna transpozycja DGR następuje poprzez hipermutageniczną transkrypcję wsteczną inicjowaną przez nicked template RNA. *Proc. Natl. Acad. Sci.* , **114**, E10187-E10195.

99. Ren C, C.X., Cho SJ, Jung YS (2014) Polimeraza DNA eta jest regulowana przez białko wiążące poli(rC)-binding protein 1 poprzez stabilność mRNA. *Biochem J*, **464(3)**, 377-86.

100. Ponizovskiy, M.R. (2016) The Changes of Energy Interactions between Nucleus Function and Mitochondria Functions Causing Transmutation of Chronic Inflammation into Cancer Metabolism. *Krytycy. Rev. Eukaryot. Gene Expr.* , **26**, 173–186.

101. Guha, M. *et al.* (2018) Agresywne potrójne negatywne nowotwory piersi mają unikalną sygnaturę molekularną na podstawie genetycznych i funkcjonalnych defektów mitochondrialnych. *Biochim. Biofile. Acta*, **1864**, 1060-1071.

102. Rasmussen, A.K. *et al.* (2003) Mitochondria-mediated nuclear mutator phenotype in Saccharomyces cerevisiae. *Kwasy nukleinowe Rez.* , **31**, 3909-3917.

103. Fox, D.T. *et al.* (2013) Endoreplikacja i poliploidia: wgląd w rozwój i choroby. *Dev. Camb. Engl.* , **140**, 3-12.

104. Zhoukova, O.B. (2006) Molekularne mechanizmy uszkodzenia limfocytów apoptozy w przewlekłym zakażeniu wirusowym. *Byk. Sib. Med.* ,

105. Вирусы: цитопатическое действие вирусов и угнетение апоптоза (Wirusy: cytopatyczny wpływ wirusów i depresja apoptozy). [Online]. Dostępne: http://medbiol.ru/medbiol/infect_har/00105733.htm. [Dostęp: 20 września-2018 r.].

106. Kusnecov, T.I. *et al.* (2006) Research on Virus-Induced Apoptosis of Tumour Cells in Vitro. *Sib. Oncol. J.* , **20,**

107. Makino, S. *et al.* (2002) Murine coronavirus replication-induced p38 mitogen-activated protein kinase activation promuje produkcję interleukiny-6 i replikację wirusa w hodowanych komórkach. *J Virol*, **76,** 5937-48.

108. Cañadas, I. *et al.* (2018) Odporność wrodzona na nowotwory zagruntowana specyficznymi endogennymi retrowirusami stymulowanymi przez interferon. *Nat. Med.* , **24**, 1143–1150.

109. Zverev, V.V. (2010) Mikrobiologia medyczna, wirusologia i immunologia. GEOTAR-Media.

110. Schaller, M.D. *et al.* (1992) pp125FAK to strukturalnie charakterystyczna kinaza białkowo-tyrozynowa związana z ogniskowymi zrostami. *Proc. Natl. Acad. Sci. U.S.A.* , **89**, 5192-5196.

111. Morozkin, E.S. *et al.* (2004) Extracellular Nucleic Acids in Cultures of Long-Term Cultivated Eukaryotic Cells. *Ann. N. Y. Acad. Sci.* , **1022**, 244-249.

112. Peng, X. *et al.* (2018) A-to-I RNA Editing Contributes to Proteomic Diversity in Cancer. *Komórka nowotworowa*, **33**, 817-828.e7.

113. Ben-Aroya, S. *et al.* (2018) A-to-I RNA Editing: Przeoczone źródło mutacji nowotworowych. *Komórka ds. nowotworów*, **33**, 789-790.

114. Han, S.-W. *et al.* (2014) Redagowanie RNA w RHOQ promuje potencjał inwazyjny w raku jelita grubego. *J. Exp. Med.* , **211**, 613–621.

115. Avesson, L. *et al.* (2014) The emerging role of RNA and DNA editing in cancer. *Biochim. Biofile. Acta*, **1845**, 308-316.

116. Hsiao, Y.-H.E. *et al.* (2018) Redagowanie RNA w powstającym RNA wpływa na łączenie przed-mRNA. *Genome Res.* , DOI: 10.1101/gr.231209.117.

117. Chen, Y.-T. *et al.* (2018) Związana z nowotworem, introniczna edycja HNRPLLL generuje nowy wariant łączenia powiązany z proliferacją komórek. *J. Biol. Chem.* 10.1074/jbc.RA117.001197.

118. Park, H.J. *et al.* (2018) 3′ UTR skracający tłumi geny guza-supresora w trans poprzez zakłócenie przesłuchu ceRNA. *Nat. Genet.* 10.1038/s41588-018-018-0118-8.

119. RNA edycja mRNA pierwotniaków: mechanizm. [Online]. Dostępne: http://humbio.ru/humbio/rna_edit/0002237b.htm [Dostęp: 24-Maj-2018].

120. РНК-редактирование: общие сведения. . [Online]. Dostępne: http://humbio.ru/humbio/rna_edit/0001c693.htm. [Dostęp: 24-Maj-2018].

121. Böcking, A. *et al.* (2011) Czy nowotwory to nowy gatunek? *Ger. Dr. J.* , **108**, A2604-A2606.

122. Kozlov A. P. 20-May-(2017) , Wyrażenie ewolucyjnie nowych genów w guzach.

123. Геодакян, В. А. (1986) , Половой диморфизм (Sexual dimorphism). ...Биол. *журн. Армениииии.* , 39, 823—834.

124. Геодакян, В.А. (2005) , Эволюционные теориии асиметризациии организмов, мозга и тела. (Teorie ewolucji dotyczące asymetrii organizmów, mózgu i ciała.). , *Sukces nauk fizjologicznych*, 36, 24-53.

125. Grimm, C. *et al.* (2013) DNA-Methylome Analysis of Mouse Intestinal Adenoma Identifies a Tumour-Specific Signature That Is Partly Conserved in Human Colon Cancer. *PLOS Genet.* , **9**, e1003250.

126. V.V.Isaeva (2003) *Synergetics for biologists*, Vladivostok.

127. Ham, A. *et al.* (1982) *Histology*, (9th edn) Mir.

128. Wozniak, A.L. *et al.* (2016) Wirus zapalenia wątroby typu C promuje wydzielanie wirusa poprzez rozszczepienie białka adaptera Rab7 RILP. *Proc. Natl. Acad. Sci. U.S.A.* , **113**, 12484-12489.

129. Melo, S.A. *et al.* (2014) Cancer Exosomes Perform Cell-Independent MicroRNA Biogenesis and Promote Tumorigenesis. *Komórka ds. nowotworów*, **26**, 707-721.

130. Esquela-Kerscher, A. *et al.* (2006) Oncomirs - microRNAs with a role in cancer. *Nat. Rev. Cancer*, **6**, 259-269.

131. Valeri, N. *et al.* (2012) Anti-miR-135b w leczeniu raka okrężnicy: Wyniki badań przedklinicznych. *J. Clin. Oncol. Wyłączony. J. Am. Soc. Clin. Oncol.* , **30**, 457.

132. Crick, F.H. (1968) Pochodzenie kodu genetycznego. *J. Mol. Biol.* , **38**, 367–379.

133. Powner, M.W. *et al.* (2009) Synteza aktywowanych rybonukleotydów pirymidynowych w warunkach prebiotycznie prawdopodobnych. *Natura*, **459,** 239-242.

134. Amorim, M. *et al.* (2016) Dekodowanie użyteczności niekodujących RNA jako markerów raka piersi. *J. Transl. Med.* , **14**,

135. Van Neste, L. *et al.* (2016) Detection of High-grade Prostate Cancer Using a Urinary Molecular Biomarker-Based Risk Score. *Eur. Urol.* , **70**, 740–748.

136. Bellare, P. *et al.* (2007) A fork in the road for microRNAs. *Nat. Struct. Mol. Biol.* , **14**, 684–686.

137. Ting, A.H. *et al.* (2005) Short dsRNA Induces Transcriptional Gene Silencing in Human Cancer Cells in the Absence of DNA Methylation. *Nat. Genet.* , **37**, 906–910.

138. Morris, K.V. *et al.* (2004) Small Interfering RNA-Induced Transcriptional Gene Silencing in Human Cells. *Nauka*, **305**, 1289-1292.

139. Zakłócenia RNA: aktywność RdRP u zwierząt . [Online]. Dostępne: http://humbio.ru/humbio/rna_interf/00014f46.htm [Dostęp: 19 września-2018 r.]

140. siRNA Вторичные (siRNAs drugorzędne). . [Online]. Dostępne: http://humbio.ru/humbio/rna_interf/00012740.htm. [Dostęp: 19 września-2018 r.].

141. Nishikura, K. (2006) Editor spotyka się z tłumikiem: przesłuch pomiędzy edycją RNA a zakłóceniami RNA. *Nat. Ojciec Mol. Cell Biol.* , **7**, 919–931.

142. Chen, Y. *et al.* (2017) Down regulation of lincRNA-p21 contributes to gastric cancer development through Hippo-independent activation of YAP. *Oncotarget*, DOI: 10.18632/oncotarget.19130.

143. Rola onkogenna THOR, konserwowany rak/testis Long Non-coding RNA . [Online]. Dostępne: https://www.abstream.me/entries/214624/oncogenic-role-of-thor-a-conserved-cancertestis-lo/. [Dostęp: 16-Dec-2017].

144. Ren, J. *et al.* (2018) Long noncoding RNA SNHG7 promuje progresję i wzrost glejakoraka poprzez hamowanie miR-5095. *Biochem. Biofile. Res. Commun.* 10.1016/j.bbrc.2018.01.109.

145. Wang, J. *et al.* (2017) LEF1-AS1, długo niekodujące RNA, promuje nowotwory złośliwe w glejakorbielowatym. *OncoTargets Ther.* , **10**, 4251–4260.

146. Zhang, Y. *et al.* (2018) Analiza krajobrazu regulowanego receptorami androgenowymi lncRNA identyfikuje rolę ARLNC1 w rozwoju raka gruczołu krokowego. *Nat. Genet.* 10.1038/s41588-018-018-0120-1.

147. Wang, P. *et al.* (2017) Niezależny od interferonu lncRNA promuje replikację wirusową poprzez modulację metabolizmu komórkowego. *Nauka*, **358**, 1051-1055.

148. Katsarou, K. *et al.* (2015) Infectious long non-coding RNAs. *Biochimie*, **117**, 37-47.

149. Kumar, B. *et al.* (2017) Association of mitochondrial copy number variation and T16189C polymorphism with colorectal cancer in North Indian population. *Tumour Biol. J. Int. Soc. Oncodevelopmental Biol. Med.* , **39**, 1010428317740296.

150. Copeland, W.C. *et al.* (2016) Analysis of Translesion DNA Synthesis by the Mitochondrial DNA Polymerase γ. *Methods Mol. Biol. Clifton NJ*, **1351**, 19-26.

151. Baruffini, E. *et al.* (2012) Nadekspresja polimerazy DNA zeta zmniejsza mutację mitochondrialną spowodowaną patologicznymi mutacjami w polimerazy DNA gamma u drożdży. *PloS 1*, **7**, e34322.

152. Rajaraman, R. *et al.* (2006) Stem cells, senescence, neosis and self-renewal in cancer. *Komórka do walki z rakiem.* , **6**, 25.

153. Menter, D.G. *et al.* (2014) Platelets and cancer: a casual or causal relationship: revisited. *Rak Metastasis Rev.* , **33**, 231-269.

154. Bray, P.F. *et al.* (2013) Złożony transkrypcyjny krajobraz anukleatu ludzkiego płytki krwi. *BMC Genomics*, **14**, 1.

155. Aguzzi, A. (2008) Unraveling prion strains with cell biology and organic chestry. *Proc. Natl. Acad. Sci.* , **105**, 11-12.

156. Lee, J.H. *et al.* (2017) Rola HSPA1L jako komórkowego stabilizatora białka prionowego w progresji guza poprzez oś HIF-1α/GP78. *Oncogene*, DOI: 10.1038/onc.2017.263.

157. Santos, T.G. *et al.* (2015) Ukierunkowanie interakcji białka prionowego w chorobie nowotworowej. *Prion*, **9**, 165-173.

158. Costa, D.C.F. *et al.* (2016) Aggregation and Prion-Like Properties of Misfolded Tumor Suppressors: Czy rak to choroba prionowa? *Cold Spring Harb. Perspektywa. Biol.* , **8**,

159. Ramljak, S. *et al.* (2016) Cellular Prion Protein (PrP(c)) i Hypoxia: True to each other in Good Times and in Bad, in Sickness, and in Health. *Z przodu. Komórka. Neurochirurgia.* , **10**, 292.

160. Wang, Y. *et al.* (2016) Cellular Prion Protein Mediates Pancreatic Cancer Cell Survival and Invasion through Association with and Enhanced Signaling of Notch1. *Jestem. J. Pathol.* , **186**, 2945–2956.

161. Pan, Y. *et al.* (2006) Cellular prion protein promuje inwazję i przerzuty raka żołądka. *FASEB J.* , **20**, 1886-1888.

162. Liang, J. *et al.* (2007) Białko prionowe komórkowe promuje proliferację i przejście G1/S komórek raka żołądka człowieka SGC7901 i AGS. *FASEB J.* , **21**, 2247-2256.

163. Domingues, P.H. *et al.* (2017) Cellular Prion Protein PrP(C) i Ecto-5'-Nucleotidase są wyznacznikami reakcji stresu komórkowego na aneuploidy. *Cancer Res.* , **77**, 2914-2926.

164. Ho, A. *et al.* (2011) , Komórki macierzyste raka: Obiecująca koncepcja i wyzwanie terapeutyczne. *International Journal of Cancer*, 2309.

165. Meurette, O. *et al.* (2018) Notch Signaling in the Tumor Microenvironment. *Komórka nowotworowa*, **0**,

166. Heldin, C.-H. *et al.* (1989) Czynniki wzrostu jako białka transformujące. *Eur. J. Biochem.* , **184**, 487–496.

167. Gherardi, E. *et al.* (1993) Hepatocyte growth factor/scatter factor (HGF/SF), receptor c-met i zachowanie komórek nabłonkowych. *Symp. Soc. Exp. Biol.* , **47**, 163–181.

168. Chen, J. *et al.* (2018) Dzielona działalność kompleksu dehydrogenazy pirogronianowej podtrzymuje lipogenezę w raku gruczołu krokowego. *Nat. Genet.* 10.1038/s41588-017-0026-3.

169. Suijkerbuijk, S.J.E. *et al.* (2016) Cell Competition Drives the Growth of Intestinal Adenomas in Drosophila. *Curr. Biol.* , **26**, 428–438.

170. Pearce, O.M.T. *et al.* (2018) Deconstruction of a Metastatic Tumor Microenvironment Reveals a Common Matrix Response in Human Cancers. *Cancer Discov.*, **8**, 304–319.

171. Northey, J.J. *et al.* (2017) Tissue Force Programs Cell Fate and Tumor Aggression. *Cancer Discov.*, **7**, 1224–1237.

172. Yang, M. *et al.* (2011) Microvesicles secreted by macrophages shuttle invasion-potentiating microRNAs into breast cancer cells. *Mol. Rak*, **10**, 117.

173. Morgan, M.J. *et al.* (2018) Komórki metastatyczne są szczególnie podatne na inhibicję lizosomalną. *Proc. Natl. Acad. Sci.*, DOI: 10.1073/pnas.1706526115.

174. Kriebel, P.W. *et al.* (2018) Migracja bezpośrednia pozakomórkowych pęcherzyków poprzez syntezę i uwalnianie sygnałów chemotaktycznych. *J Cell Biol*, DOI: 10.1083/jcb.201710170.

175. Sung, B.H. *et al.* (2018) Migracja bezpośrednia: Komórki poruszają się przez pęcherzyki pozakomórkowe. *J Cell Biol*, **217**, 2613-2614.

176. Gao, L. *et al.* (2018) Pochodzące od nowotworów egzosomy antagonizują wrodzoną odporność antywirusową. *Nat. Immunol.* 10.1038/s41590-017-0043-5.

177. Prevarskaya, N. *et al.* (2011) Calcium in tumour metastasis: nowe role dla znanych aktorów. *Nat. Rev. Cancer*, **11**, 609-618.

178. Messenger, S.W. *et al.* (2018) A Ca2+ stymulowana ścieżka uwalniania egzosomu w komórkach nowotworowych jest regulowana przez Munc13-4. *J Cell Biol*, DOI: 10.1083/jcb.201710132.

179. Honn, K.V. *et al.* (1992) Platelets and cancer metastasis: związek przyczynowy? *Rak Metastasis Rev.*, **11**, 325-351.

180. Stone, R.L. *et al.* (2012) Paraneoplastic Thrombocytosis in Ovarian Cancer. *N. Engl. J. Med.*, **366**, 610–618.

181. Labelle, M. *et al.* (2011) Direct Signaling Between Platelets and Cancer Cells Induces an Epithelial-Mesenchymal-Like Transition and Promotes Metastasis. *Komórka nowotworowa*, **20**, 576-590.

182. Mima, K. *et al.* (2016) Fusobacterium nucleatum in colorectal carcinoma tissue and patient prognosis. *Gut*, **65**, 1973-1980.

183. Bu, P. *et al.* Aldolase B-Mediated Fructose Metabolism Drives Metabolic Reprogramming of Colon Cancer Liver Metastasis. *Metab komórkowy.* DOI: 10.1016/j.cmet.2018.04.003.

184. Cardoso, F. *et al.* 29-Jan-(2018) , A rude awakening from tumour cells. *Natura.* [Online]. Dostępne: http://www.nature.com/articles/d41586-018-01140-z. [Dostęp: 30-Jan-2018].

185. Radtke, A. *et al.* (2017) Czy nowotwory komórek płciowych można rozpoznać in situ poprzez pomiar stężenia mikroRNA371a-3p w surowicy? *J. Cancer Res. Clin. Oncol.* , **143**, 2383–2392.

186. Tie, J. *et al.* (2016) Analiza DNA guza krążącego wykrywa minimalną pozostałość choroby i przewiduje nawrót choroby u pacjentów z rakiem jelita grubego w stadium II. *Sci. Tłumaczenie. Med.* **8**, 346ra92.

187. Takahashi, A. *et al.* (2017) Exosomes utrzymują homeostazę komórkową poprzez wydalanie szkodliwego DNA z komórek. *Nat. Komunikacja.* , **8**, 15287.

188. Ostrowski, M. *et al.* (2010) Rab27a i Rab27b kontrolują różne etapy egzosomalnej drogi wydzielania. *Nat. Cell Biol.* **12**, 19-30; Sup pp 1-13.

189. Azmi, A.S. *et al.* (2013) Exosomes in Cancer Development, Metastasis and Drug Resistance: Kompleksowa recenzja. *Rak Metastasis Rev.* , **32**,

190. Bloomfield, G. *et al.* (2016) Wykorzystuje i nadużywa makropinocytozy. *J. Cell Sci.* , **129**, 2697-2705.

191. kwiecień(2018) , Wirusy jako broń przeciwko rakowi. Stara nadzieja z nowymi szansami "". *Trybuna Medyczna, Onkologia - Hematologia*, 12.

192. Kreutzkamp, B. Herpes-Virus zerstört Melanomzellen. ...*trybunę lekarską*. [Online]. Dostępne: https://www.medical-tribune.de/medizin-und-forschung/artikel/herpes-virus-zerstoert-melanomzellen/?tx_mtdata_illness%5Bindication%5D=8x_mtdata_illness%5Billness%5D=29Hash=cfbaa9c9c896575eb17b5f58a3ce1ae2. [Dostęp: 28 kwietnia-2018 r.].

193. Saxena A, S.K., Saxena SK (2009) Effect of Onconase on double-stranded RNA in vitro. *Anticancer Res*, **29**, 1067-71.

194. Zhao H, D.Z., Ardelt B, Ardelt W, Shogen K. (2008) Cytotoksyczna rybonuklaza jest ukierunkowana na interferencję RNA (siRNA). *Cykl komórkowy*, **20**, 3258-61.

195. Koslov, M.V. *et al.* (2006) RNA-zależna polimeraza RNA wirusa zapalenia wątroby typu C: badania nad mechanizmem hamowania pochodnych pyrogallolu. *Biochemia (Mosc.)*, **71**, 1253-1259.

196. Yang CJ, et al, Wang CS, Hung JY, Huang HW, Chia YC, Wang PH (2009) Pyrogallol powoduje zatrzymanie G2-M w ludzkich komórkach raka płuc i hamuje wzrost guza w modelu zwierzęcym. *Rak płuc*, **66**, 1628.

197. Xi, L. *et al.* (2016) Circulating Tumor DNA as an Early Indicator of Response to T-cell Transfer Immunotherapy in Metastatic Melanoma. *Clin. Cancer Res.* , **22**, 5480-5486.

198. Kim, S.M. *et al.* (2018) Niedobór PTEN i aktywacja AMPK promują wymuszanie składników odżywczych i anabolizm w komórkach raka gruczołu krokowego. *Cancer Discov.* , DOI: 10.1158/2159-8290.CD-17-1215.

199. Arand, M. May-(2018) , Checkpoint-Inhibition first. Nowy standard terapii raka przerzutowego płuc? *Trybuna medyczna*, 14 lat.

200. Li, Q. *et al.* (2016) Niskie dawki paklitakselu zwiększają przerzuty do wątroby komórek raka piersi w modelu myszy. *FEBS J.* , **283**, 2836-2852.

201. Liang, H. *et al.* (2017) Mobilizacja MDSC zależna od hosta STING napędza odporność na promieniowanie zewnętrzne. *Nat. Komunikacja.* , **8**, 1736.

202. Cohen, J.D. *et al.* (2018) Detection and localization of surgically resectable cancer with a multi-analyte blood test. *Nauka*, DOI: 10.1126/nauka.aar3247.

Tłumaczenie z języka rosyjskiego: Aljona Malzev